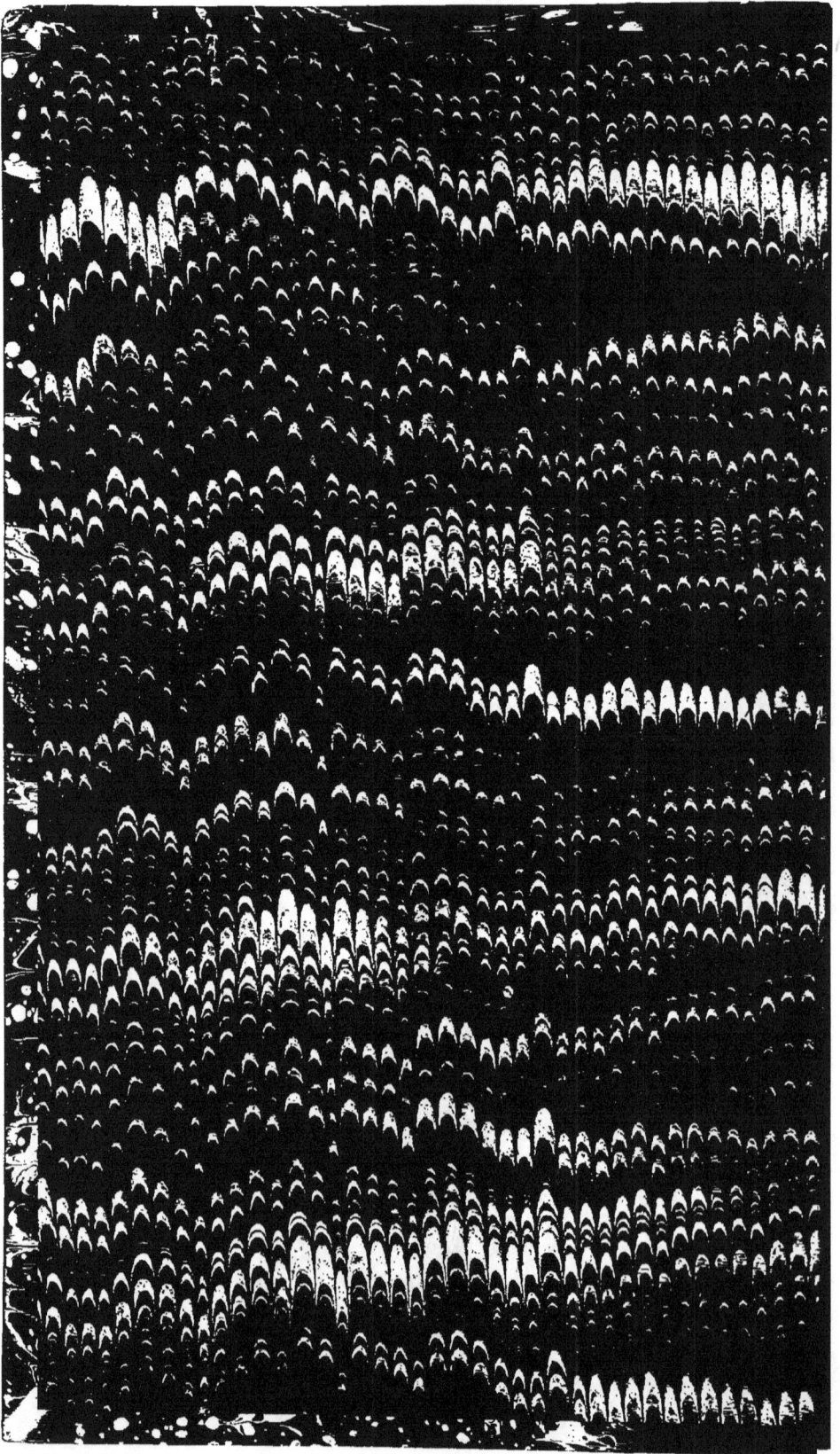

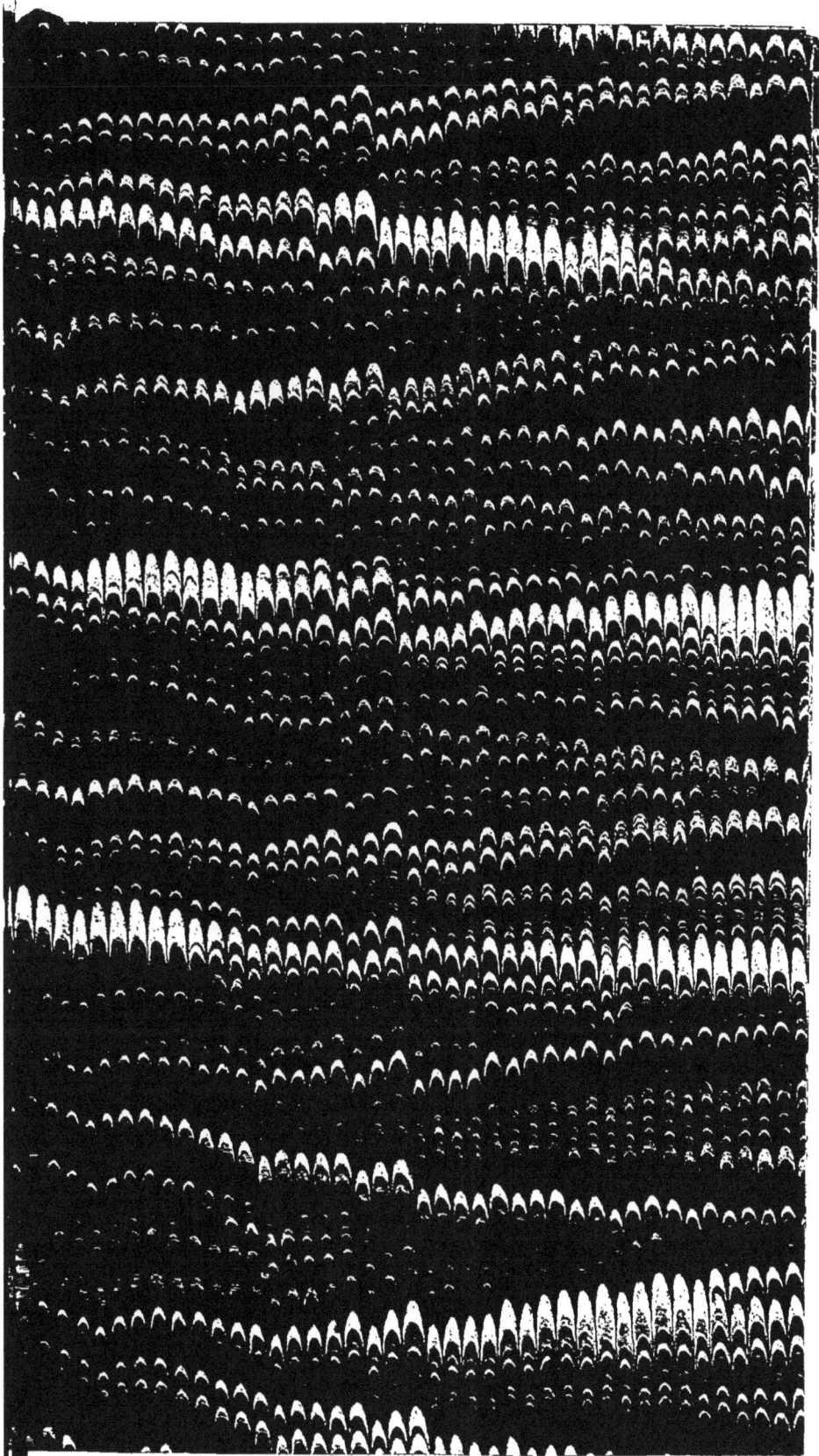

C 377

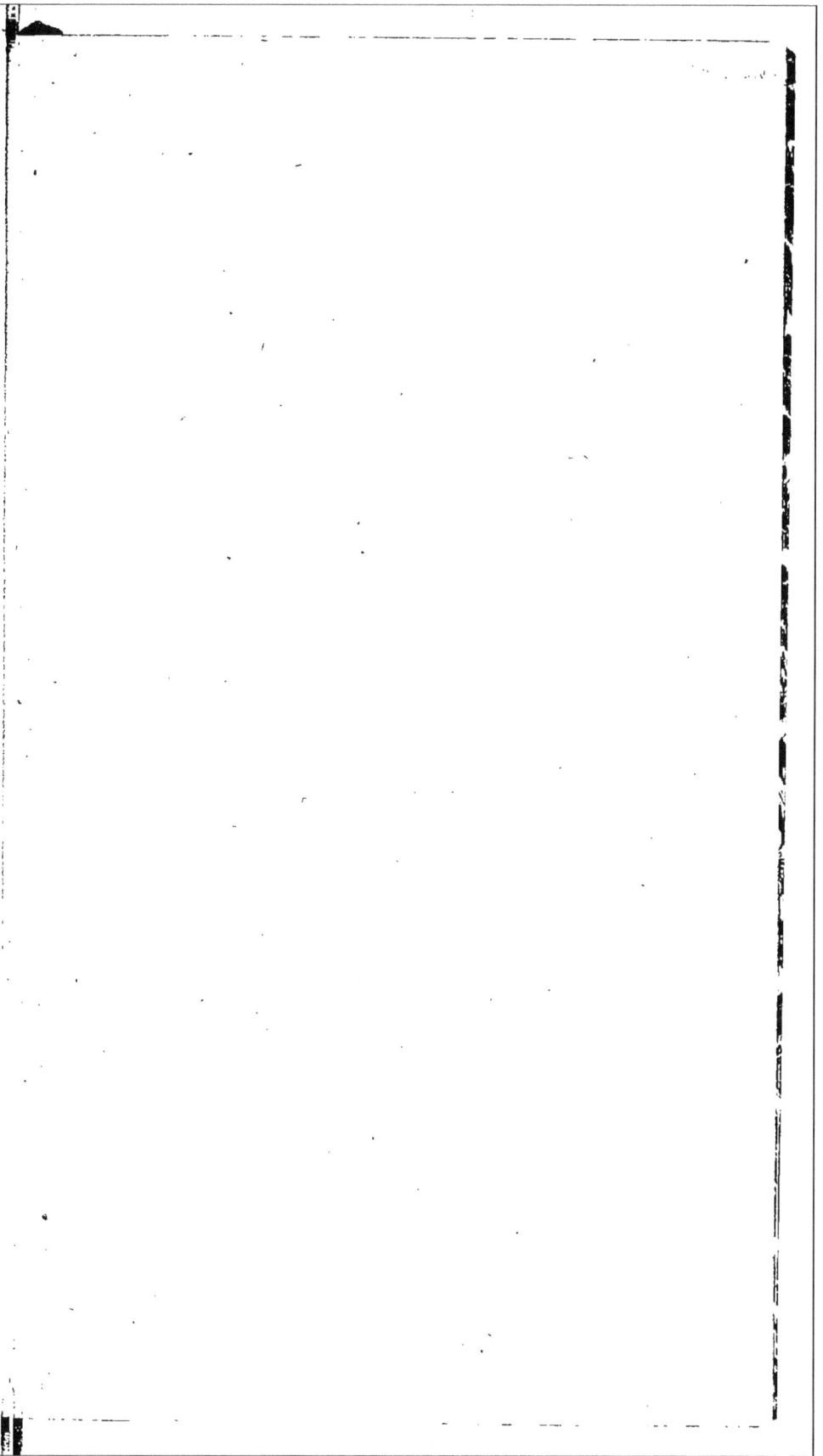

v.

Te^{163}

621 (3)

15613

TRAITÉ

SUR

LA NATURE ET LES PROPRIÉTÉS

DES EAUX MINÉRALES DE CRANSAC;

MANUEL

A L'USAGE DES PERSONNES QUI FRÉQUENTENT CES EAUX;

PAR M. J.-F.-V. MURAT,

Ancien médecin interne des Hôpitaux civils de Paris,
membre correspondant de la Société médicale d'Emu-
lation, de l'Athénée de médecine de Paris, et de plusieurs autres Sociétés savantes;

MÉDECIN A CRANSAC (AVEYRON).

DEUXIÈME ÉDITION,

REVUE, CORRIGÉE ET AUGMENTÉE.

*Opinionum commenta delet dies,
naturæ judicia confirmat.*
(CICERO , de Naturâ Deorum.)

RODEZ,

DE L'IMPRIMERIE DE CARRÈRE AÎNÉ , IMPR.-LIBRAIRE.

—

1834.

À

Monsieur Murat,

CHIRURGIEN EN CHEF DE L'HOSPICE DE BICÈTRE, MEMBRE
DE L'ACADÉMIE ROYALE DE MÉDECINE, AGRÉGÉ A LA
FACULTÉ DE MÉDECINE DE PARIS.

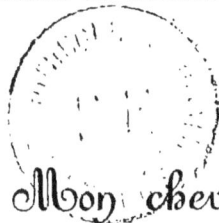

Mon cher Cousin,

J'AI hésité à vous tracer ce peu de mots : une *épître dédicatoire* est une chose déjà si vieille, si usée ! Presqu'autant vaut une *préface*.

Il y a cependant une chose qui ne vieillit jamais dans les cœurs bien faits : c'est le sentiment de l'amitié et de la reconnaissance ; permettez-moi de vous en renouveler ici l'expression, en vous faisant hommage de mon faible opuscule sur les Eaux minérales de Cransac.

Votre modestie repousserait les justes éloges que j'aimerais à vous donner ; je ne lui ferai point violence. Que pourrais-je d'ailleurs dire de vous au public, que d'autres ne lui apprennent mieux que moi ?

Vos amis ne font-ils pas assez connaître toute l'excellence de votre cœur ? Vos malades ne parlent-ils pas sans cesse de cette fermeté tendre et compatissante , qui sait verser un baume consolateur sur les blessures qu'elle est obligée de faire ?

Je me borne donc à mettre mon faible opuscule sous votre bienveillante protection ; vous le trouverez sans art , simple , timide , comme on l'est aux champs. Si , malgré ses formes un peu rustiques , il a le bonheur de vous plaire , je serai sans inquiétude sur son avenir.

Que pourrait-il avoir à redouter ? Votre modestie lui servira de bouclier contre les traits de l'envie , si jamais elle s'abaissait jusqu'à lui. Quant à la malignité , comment oserait-elle s'attaquer à votre nom , c'est-à-dire , à la bonté même ?

Agréez de nouveau , mon cher Cousin , l'expression de mon sincère et inviolable attachement.

V. Murat.

La Cayronnie , près Cransac, ce 30 novembre 1833.

INTRODUCTION.

PARMI le petit nombre de richesses naturelles que possède le département de l'Aveyron,
il n'y en a pas de plus importante, ni qui
mérite à un plus haut degré de fixer l'attention
du philantrope, que les Eaux minérales de
Cransac. Ces sources précieuses, dont l'origine
et les bienfaits datent de plusieurs siècles,
sont également intéressantes, soit qu'on les
examine sous le rapport des avantages que
peut en retirer un pays pauvre et privé de
tout commerce, soit qu'on les considère relativement à l'heureuse influence qu'elles peuvent exercer sur une infinité de maladies
chroniques.

Aussi riches qu'aucune autre source minérale de France, en substances médicamenteuses, elles ne le cèdent à aucune, ni par
l'énergie de leurs propriétés, ni par le nombre
des maladies qu'elles peuvent combattre avec
succès : le savant et laborieux PORTAL, premier médecin des rois Louis XVIII et Charles
X, les croit propres à remplir les mêmes
indications que les Eaux de *Vichy*, de *Spa*,
de *Bussang*, de Contrexeville.

Cependant quelle différence ne remarque-t-on pas dans la réputation dont jouissent ces divers établissemens? Tandis que ces derniers voient affluer l'élite de la société , non-seulement de France , mais encore de l'étranger, les Eaux de Cransac ne sont guère fréquentées que par les malades de cinq ou six départemens voisins.

On pourrait s'étonner que, malgré leur antiquité et les heureux effets qu'elles produisent dans un grand nombre de maladies , leur réputation ne se soit pas étendue davantage, si leur situation dans un des départemens les plus reculés de la France , la difficulté des chemins qui y aboutissent, n'expliquaient, du moins en partie , les étroites bornes dans lesquelles leur renommée a dû demeurer circonscrite.

Mais , grâce au zèle de MM. les administrateurs du département , ces obstacles ne tarderont pas à être levés. La grande route d'Aubin à Villefranche nous ouvre déjà une communication facile avec les départemens méridionaux; celle d'Auvergne , qui établira nos relations avec les départemens du Nord , se poursuit avec activité, et sous peu elle sera entièrement ouverte au public. Des réparations peu coûteuses au chemin qui conduit de Cransac à Rodez, en le rendant accessible aux voitures , faciliteraient nos communications avec les départemens de la Lozère et de l'Hérault.

Il nous est permis d'espérer que MM. les administrateurs du département prendront en considération l'importance de cette route, pour laquelle les communes qu'elle doit traverser sont disposées à faire les plus grands sacrifices.

Mais, on ne peut se le dissimuler, des causes autres que la difficulté des chemins , s'opposent encore à ce que nos Eaux minérales acquièrent toute la réputation qu'elles méritent; je veux dire le manque de notions positives sur leur manière d'agir sur l'économie animale, et sur les maladies dans lesquelles on peut les employer avec avantage.

Il suffit , en effet, d'examiner avec quelque attention les malades qui se rendent à Cransac, soit d'eux-mêmes , soit d'après l'avis de leur médecin, pour s'assurer que, parmi eux , il y en a un très-grand nombre auxquels nos Eaux sont inutiles , souvent même nuisibles ; tandis qu'un plus grand nombre , auxquels elles seraient de la plus grande utilité , n'y sont envoyés qu'en bien petit nombre ou même pas du tout. C'est ainsi que l'on y voit, proportionnellement aux autres classes de malades , peu de scrofuleux, encore moins d'hypocondriaques , de mélancoliques avec des engorgemens des viscères abdominaux , maladies dans lesquelles les Eaux de Cransac jouissent de la plus grande efficacité. Il paraît qu'avant la révolution de 1789 , elles étaient plus fréquentées par cette classe de malades , d'après le témoignage de Portal.

Pourquoi voyons-nous affluer à Cransac un si grand nombre de malades atteints de gastrites chroniques , de lésions organiques du cœur , de squirre au pylore , maladies dans lesquelles nos Eaux sont toujours inutiles , et le plus souvent nuisibles.

Il est évident qu'une connaissance plus exacte de leurs propriétés ferait éviter ces méprises également préjudiciables aux malades et à l'établissement , que , trop souvent , elles décréditent.

Ces considérations nous engagèrent, il y a quelques années , à adresser à la Société médicale d'émulation de Paris un petit mémoire sur la nature et les propriétés des Eaux minérales de Cransac , et dont un extrait fut publié dans les bulletins de cette Société savante , pour l'année 1823. Le petit nombre d'exemplaires qui furent tirés séparément étant épuisé depuis long-temps , nous avons cru devoir accéder aux demandes qui nous ont été adressées par plusieurs de nos confrères , et par un grand nombre de malades qui fréquentent cet établissement , en livrant de nouveau à l'impression ce petit mémoire.

Nous espérons que, malgré son peu d'étendue , les médecins et les malades y trouveront tous les renseignemens nécessaires pour les diriger, les uns dans l'administration, les autres dans l'usage des Eaux minérales de Cransac.

Après avoir exposé le résultat de leur analyse , nous ferons connaître successivement leur mode d'action , les maladies dans lesquelles elles sont avantageusement employées , la manière de les boire , le régime que l'on doit suivre pour en assurer le succès.

Nous terminerons par une notice sur les étuves à vapeurs sulfureuses, qui a déjà été imprimée dans la *Bibliothèque médicale* de Paris (avril , 1824).

*

RECHERCHES

MÉDICO-CHIMIQUES

SUR LA NATURE ET LES PROPRIÉTÉS DES EAUX MINÉRALES DE CRANSAC.

CHAPITRE Ier.

Esquisse topographique de Cransac et de ses environs.

CRANSAC est un petit bourg de l'arrondissement de Villefranche, éloigné d'environ cinq lieues de cette ville, et à-peu-près à la même distance de Rodez, chef-lieu du département. Il est assis au pied d'une petite colline, sur le penchant de laquelle il se prolonge, et il termine à l'est une vallée fort agréable, occupée par des prairies qui s'étendent presque sans interruption jusqu'à la rivière du Lot. Quoique Cransac soit bas et dominé par les montagnes voisines, son séjour est salubre ; le bassin où il est situé offre une multitude de petites collines les unes plus élevées que les autres, séparées par des ravins,

des gorges, des vallées plus ou moins larges
et profondes, qui s'éloignent, se rapprochent,
se croisent de mille manières différentes,
et y établissent autant de courans d'air, qui,
durant les chaleurs de l'été, entretiennent
une fraîcheur délicieuse, et nous préservent,
dans la saison des pluies, des effets de l'humidité, inséparables du voisinage d'une grande
rivière. Tous ces petits ruisseaux se dirigent
vers le nord ou nord-ouest, et vont, par une
pente assez rapide, décharger leurs eaux
limpides dans le Lot, qui prend son cours
vers l'ouest.

Les collines fertiles qui avoisinent Cransac
offrent les sites les plus pittoresques, les plus
variés; l'œil du voyageur n'y est jamais attristé
par l'aspect de la terre nue et sans culture.
L'industrieux agriculteur sait y utiliser les ter-
rains, même les plus ingrats.

L'extrême division des propriétés rend
parmi nous la culture aussi riche que variée :
ici, se présente une vigne encadrée dans un
champ de blé dont l'épi doré contraste avec
la fraîcheur du pampre verdoyant; là, s'étend
une prairie émaillée de fleurs, que couronne
un bois de châtaigniers, dont l'épais feuillage
offre un asile impénétrable aux rayons du
soleil.

C'est sur ces riants coteaux que l'on engraisse les nombreux troupeaux de moutons qui sont consommés durant la saison des Eaux ; c'est aux plantes odoriférantes qu'ils broutent dans ces pâturages escarpés que leur chair doit ce fumet exquis, si connu des gourmets buveurs, et qui a valu au *mouton de Cransac* une réputation non moins étendue que celle de ses Eaux minérales.

Les fraîches vallées qui, dans trois directions différentes, viennent aboutir et se joindre au pied de Cransac, ne méritent pas moins de nous arrêter un instant : c'est là que l'on trouve ces retraites solitaires, sombres et silencieuses, si chères à l'imagination rêveuse du mélancolique.

Mais aucune n'égale la beauté de la vallée principale, qui s'étend de Cransac à Aubin, petite charmante ville de deux mille âmes, et dont le nom, quoique altéré, rappelle celui de son fondateur *Albinus*, général romain. Cette vallée délicieuse est arrosée par le petit ruisseau de l'*Aune*, qui y décrit mille détours, sur les bords duquel croissent pêle-mêle, l'aune, le peuplier, le hêtre et le chêne ; sous leurs feuillages hospitaliers, les buveurs bravent impunément les ardeurs de la canicule, et se livrent à mille jeux qui leur font oublier un moment leurs chagrins domestiques.

Charmant ruisseau ! l'on se plait à errer
solitaire sur tes bords riants et toujours frais :
là , l'imagination n'est jamais affligée par
le souvenir d'aucun forfait ; les paisibles
habitans de la vallée que tu arroses, éloignés
des cités populeuses , ces foyers d'une cor-
ruption toujours croissante, conservent cette
antique simplicité de mœurs, si précieuse
à nos pères, et que les peuples corrompus
ne connaissent point ; la candeur, la bonne
foi, l'amitié, la fidélité conjugale, l'hospi-
talité , sont en honneur parmi eux ; le
voyageur égaré, que la nuit surprend, n'y
craint point de demeurer exposé aux injures
de l'air ; il frappe à la première porte qui
s'offre sur sa route , assuré d'y trouver un
toit hospitalier.

Heureux et paisibles habitans de la vallée
de l'Aune, puissiez-vous conserver long-
temps ces vertus patriarchales, gage précieux
du repos et du bonheur des familles !

La météorologie présente souvent, dans
nos montagnes, des phénomènes qui ne sont
pas sans intérêt pour l'observateur. Dans les
mois de mars et d'avril, il suffit de s'élever à
quelques centaines de mètres au-dessus de
nos vallées, pour jouir de toute la richesse,
de toute la magnificence de ces tableaux ma-
giques que produisent, pour ainsi dire, en

se jouant, le soleil, les brouillards, la neige et les frimats, et que le voyageur curieux et avide d'émotions va admirer, au milieu de tant de fatigues et de périls, sur le sommet toujours glacé des Alpes. Ici, comme dans l'*île* enchantée d'Armide, la saison des fleurs touche à celle des frimats ; plus d'une fois, la rose naissante y brille, à travers les cristaux de glace qui l'enveloppent, de tout l'éclat du diamant, du saphir et de l'émeraude ; trop souvent nos arbres se montrent couverts à la fois de fleurs, de fruits et de glaçons.

Parmi les hommes d'un mérite distingué que notre canton peut s'honorer d'avoir vu naître, nous rappellerons, en premier lieu, la mémoire d'un confrère qui, pendant la longue et honorable carrière qu'il a parcourue, rendit de nombreux services à l'humanité.

Feu Brassat-Murat naquit à Aubin en 1750, d'une famille des plus distinguées du pays. Le caractère de son esprit, naturellement grave et réfléchi, dut le porter de préférence vers l'étude des sciences physiques et naturelles, parmi lesquelles la médecine tient incontestablement le premier rang. Les progrès rapides qu'il y fit prouvèrent qu'il n'avait pas méconnu sa vocation.

Son début dans l'exercice de la médecine
fut marqué par de nombreux et de brillans
succès , qui fixèrent vivement l'attention sur
lui ; la confiance qu'il inspira d'abord s'éten-
dit rapidement , et les occasions de déployer
les immenses ressources d'une profonde éru-
dition , ne lui manquèrent pas. Plus heureux
que beaucoup de ses confrères , dans une
science où tant de réputations usurpées. in-
sultent au mérite oublié ou méconnu , il eut
le rare bonheur d'être apprécié , dès ses premiers pas dans une carrière qu'il devait par-
courir avec tant de distinction ; il y a peu
de célébrités médicales , en France , qui
puissent se flatter d'avoir obtenu une confiance aussi illimitée que celle dont a joui
notre savant confrère , pendant un demi-
siècle.

Mais , si ses compatriotes se montrèrent
justes à son égard , s'ils surent l'apprécier de
bonne heure , de son côté , il ne négligea rien
pour justifier une aussi haute confiance : vivant
seul , retiré , uniquement occupé de ses malades et de ses livres , on l'a vu , malgré les soins
et les fatigues d'une immense pratique , recueillir avec soin les acquisitions dont chaque
jour s'enrichissait sa médecine. Etranger à
tout esprit de système , il fit jouir ses malades,
au fond d'une province ignorée , de toutes les

ressources médicales qu'eût pu leur offrir une capitale. Il était rare que l'on appelât de ses décisions, et lorsqu'il était lui-même appelé en consultation avec d'autres confrères , c'était toujours son opinion qui prévalait , le plus souvent sans discussion ; néanmoins il aimait peu ces réunions nombreuses, ordinairement plus profitables aux médecins qu'au malade qui en est l'objet , où l'on discute souvent beaucoup sans s'entendre , et où l'on conclut toujours très-affirmativement sur des sujets fort équivoques. Il disait , avec le savant Huseland , qu'auprès d'un malade trois médecins valent mieux que quatre , et deux mieux que trois.

Mais ce qui distinguait surtout notre savant confrère , ce qui lui a assuré la supériorité dont il a joui , c'était une justesse rare dans le diagnostic, c'était une connaissance approfondie des ressources de la thérapeutique , cette partie si importante de la médecine , et dont l'étude est si généralement négligée aujourd'hui.

Nous ne chercherons pas à le justifier du reproche de polypharmacie qui lui a été quelquefois adressé ; s'il s'est montré polypharmaque , c'est à la manière des grands praticiens , qui comptent plus sur le résultat d'une solide expérience , que sur les inductions d'une théorie souvent plus ingénieuse que vraie ; c'est à la manière des *Baillou*, des *Sydenham*, des *Boerhaave*, des *Wan-Wieten*, des *Hoffmann*, des *Barthe*, des *Stoll*, dont la pratique et les écrits lui étaient familiers.

Notre savant confrère employait, il est vrai, plusieurs médicamens déjà tombés en désuétude ; mais, loin que cette pratique ait rien de blâmable, elle me paraît, au contraire, mériter des éloges ; elle sera surtout approuvée de ceux qui connaissent toute l'influence qu'exercent, sur l'appréciation d'un remède, l'esprit de système, un nom illustre, l'empire de la mode, si puissant, surtout en France. On peut, en effet, appliquer aux remèdes, ce que Horace disait des mots :

Multa renascentur quæ jàm cecidére, cadentque
Quæ nunc sunt in honore, vocabula, si volet usus.

Telle est l'histoire de beaucoup de substances médicamenteuses, que l'esprit de système a toutes inscrites et effacées dans le catalogue de la matière médicale, pour les insérer de nouveau à la première occasion.

Si notre savant compatriote persistait dans l'usage de quelques substances aujourd'hui oubliées, c'est qu'une longue expérience lui en avait démontré l'utilité, et les succès qu'il obtenait dans plusieurs cas graves, dans lesquels les moyens ordinaires échouent complètement, justifient assez sa pratique. Sa matière médicale était d'ailleurs remarquable par le nombre et l'activité des substances médicamenteuses dont il avait fait choix. Cet habile praticien ne se faisait pas moins remarquer par l'heureuse hardiesse avec laquelle il maniait ces médicamens énergiques, que l'on est convenu d'appeler *héroïques*, dont il faisait un fréquent usage; et, ce qui prouve à la fois sa prudence et la sûreté de son tact, c'est qu'aucun accident grave n'est venu troubler le cours de ses longs succès.

Quoique dans un âge avancé, B. Murat pouvait espérer quelques années de vie de plus, étant issu d'une famille qui semble depuis long-temps en possession d'une longévité presque séculaire; mais des études opiniâtres, les fatigues inséparables d'une pratique étendue, dans un pays d'un aussi difficile accès que le nôtre, avaient insensiblement affaibli sa constitution naturellement robuste; une maladie de poitrine, qui depuis quelques années le fatiguait beaucoup, vint arrêter le cours de ses succès, et termina son honorable carrière dans la soixante-dix-neuvième année de son âge, en mars 1829.

La mort de notre savant confrère a été une perte vivement sentie par ses compatriotes : elle a laissé un vide immense qui sera long-temps sans être comblé.

A côté de ce nom recommandable, vient naturellement se placer celui de M. Brassat-Saint-Parthem, héritier des talens et de la fortune de son oncle.

Magistrat intègre, jurisconsulte éclairé, il a su, pendant le cours de sa longue et utile administration, mériter ces distinctions honorifiques qui sont la juste récompense décernée par le souverain aux services rendus à la chose publique.

Pendant les différentes commotions politiques qui ont agité la France, le pays a dû à sa modération non moins qu'à sa fermeté, d'être préservé de ces scènes de désordre qui ont affligé et trop souvent ensanglanté tant d'autres communes.

Qu'il nous soit permis de lui donner ici un témoignage public de notre vive reconnaissance pour la bonté avec laquelle il met, pour ainsi dire, à notre disposition une riche bibliothèque de médecine, et cela toujours avec cette prévenance, cette politesse exquise qui double le prix du bienfait.

A Viviers, un excellent ami, M. Piales, qui a rempli avec distinction pendant quelques années les fonctions de juge-de-paix, soutient avec dignité un nom avantageusement connu dans l'ancienne jurisprudence.

Viviers a aussi vu naître et mourir un homme recommandable à plus d'un titre, et dont la mémoire mériterait de vivre parmi ses compatriotes.

M. Perrin-Lasfargues n'était pas seulement un profond jurisconsulte : aucune branche des connaissances humaines ne lui était étrangère ; cependant les sciences morales et politiques paraissaient l'avoir spécialement occupé.

Appelé à nos premières assemblées législatives, il eut bientôt apprécié et jugé les hommes qui donnaient alors l'impulsion aux affaires ; convaincu de son impuissance à lutter contre le torrent qui entraînait et renversait tout, il se retira, résolu de ne plus reparaître sur la scène politique. Depuis cette époque, il s'est constamment dérobé aux suffrages de ses compatriotes, qui ont voulu plusieurs fois le porter à la chambre des députés.

On ne peut que déplorer le funeste penchant qui porte en général les hommes d'un caractère indépendant, d'une vertu austère, à s'éloigner ainsi des affaires publiques, et à laisser le champ libre à quelques ambitieux, toujours prêts à bouleverser la fortune publique au nom du peuple, et dans leur seul

intérêt. C'est surtout lorsque l'on voit les bases
de l'ordre social tout entier, chaque jour re-
mises en question, que l'on sent toute la sagesse de la loi de Solon, qui dans les mouve-
mens politiques faisait un devoir à chaque ci-
toyen vertueux de se jeter dans la mêlée, pour
la faire tourner au bien public.

Quoique M. Perrin-Lasfargues ait passé une
grande partie de sa vie dans une douce retraite, il ne s'en rendit pas moins utile à ses
concitoyens; son cabinet était toujours ouvert
aux pauvres plaideurs qui venaient de loin le
consulter, persuadés de trouver auprès de lui
des avis utiles et toujours désintéressés. Pendant plus de trente ans il a rempli, avec une
assiduité peu commune, les pénibles fonctions
de juge-de-paix, bien secondé en cela par un
greffier d'une capacité rare, d'une intégrité à
toute épreuve, M. Romiguières, qui eût été
lui-même un excellent juge.

La mort de notre savant compatriote a été
digne d'une aussi belle vie : sans rien offrir
de cette forfanterie philosophique qui affecte
de mépriser un événement qu'elle ne peut
éviter, et que tous les sophismes ne sauraient
éloigner d'un instant, elle fut calme et ré-
signée. C'est bien de lui que l'on a pu dire
au moment où il quittait la vie :

Rien ne trouble sa fin ; c'est le soir d'un beau jour.

Si nous franchissons le Lot, nous trouve-
rons, dans le petit bourg de Livinhac-le-Haut,
le berceau de M. Laromiguière, l'ecrivain
philosophe le plus clair, le plus lumineux de
notre époque; ses leçons de philosophie ont
mis à la portée de toutes les intelligences, et,
pour ainsi dire, rendu populaire cette téné-
breuse métaphysique dont le chaos avait été
déjà débrouillé par Locke et Condillac; mais
il était réservé à notre savant compatriote de
rectifier leur doctrine dans plusieurs points
d'une haute importance.

Véritable philosophe pratique lui-même, il
coule dans une douce retraite, et consacre
uniquement à l'étude, des jours que tant d'autres consument inutilement dans les agitations
de l'intrigue.

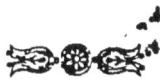

CHAPITRE II.

ANALYSE DES EAUX MINÉRALES.

—

Sources anciennes , ou *Richard*.

C'est sur le penchant méridional d'une petite montagne , au nord de Cransac, que sont situées les sources d'Eaux minérales. Ces sources n'étant pas à la même hauteur sur le côteau , on les distingue en *source basse* , et en *source haute*. La première est encore désignée sous le nom de *douce* , par opposition à la seconde qui est beaucoup plus forte.

Source douce ou basse.

Propriétés physiques. —— L'eau de la source douce est claire , transparente , inodore , de saveur piquante ; elle pétille , si on l'agite. Cette source est assez abondante , mais varie un peu suivant que l'année est plus ou moins sèche ou bien pluvieuse. Au 22 août 1820, elle donnait trois livres dix onces trois gros par minute. Cette Eau peut être transportée à de grandes distances , et se conserver pendant plusieurs années sans former aucun dépôt, pourvu qu'elle soit tenue dans des vases propres et bien bouchés.

Propriétés chimiques. —- Traitée par les réactifs , l'Eau de la source douce nous a présenté les phénomènes suivans : elle rougit faiblement la teinture de tournesol ; à la chaleur de l'ébullition , elle laisse dégager un gaz qui précipite l'eau de chaux ; l'hydro-chlorate de baryte y détermine un précipité d'un blanc de lait très-abondant , insoluble dans un excès d'acide ; portée à l'ébullition , elle n'a pas tardé à se troubler ; peu à peu , il s'y est formé un précipité d'abord blanchâtre , et qui a pris insensiblement une couleur d'ochre.

L'infusion de noix de galle a donné un précipité d'un gris noirâtre ; l'hydro-cyanate de chaux , un précipité d'un beau bleu ; l'acide oxalique, un précipité blanc assez abondant ; l'ammoniaque, l'eau de chaux , un précipité floconneux d'un blanc verdâtre qui demeure suspendu vers le fond du vase ; la potasse , un précipité analogue.

L'action de ces divers réactifs démontre la présence dans nos Eaux du gaz acide carbonique , qui porte son action sur la teinture de tournesol et sur l'eau de chaux. Nous regrettons que le défaut d'un appareil hy-

2

drargiro-pneumatique ne nous ait pas permis de mesurer avec exactitude la quantité de ce gaz, qui, du reste, nous a paru égaler plus d'une fois le volume de l'eau.

Le dépôt qui se forme par l'ébullition annonce la présence des carbonates insolubles de magnésie et de fer, qui se précipitent à mesure que l'acide carbonique, qui paraissait les y tenir en dissolution, se dégage. La présence du fer est suffisamment démontrée par l'action de la noix de galle et de l'hydro-cyanate de chaux. L'acide oxalique y indique les sels calcaires ; l'existence de l'alumine et de la magnésie y est également indiquée par les alcalis.

Ces essais nous ayant seulement fait connaître la présence de ces diverses substances, sans nous permettre d'en apprécier les quantités et leurs proportions respectives, nous avons, pour plus d'exactitude, procédé à l'évaporation des eaux. Vingt livres d'eau évaporées avec soin, au bain-marie, jusqu'à siccité dans une bassine de cuivre bien étamée, nous ont donné un résidu salin, d'un blanc grisâtre, de saveur piquante, pesant, bien desséché, une once six gros trente-deux grains. Traité par l'eau distillée, portée à l'ébullition, on a filtré ; le résidu insoluble, resté sur le filtre et convenablement desséché, a pesé deux gros quarante-six grains.

Ces deux gros quarante-six grains de matières insolubles dans l'eau ont été traités par l'acide hydro-chlorique faible ; ayant filtré, le résidu resté sur le filtre était d'un beau blanc ; desséché, il a pesé un gros vingt-huit grains : c'était du sulfate de chaux. Une nouvelle quantité d'acide hydro-chlorique ayant été ajoutée à la liqueur d'où nous venions d'extraire ce sulfate, l'ammoniaque nous a donné un précipité d'oxide de fer, qui, lavé et séché, nous a donné par son poids celui du carbonate que contenait la liqueur, et qui est de vingt grains. Ayant ensuite versé, dans le liquide d'où nous venions de précipiter le fer, du sous-carbonate de soude, il s'est formé un précipité blanc, qui, recueilli et lavé, a pesé soixante-dix grains. Traité par l'acide sulfurique et filtré, ce précipité nous a donné du sulfate de chaux resté sur le filtre, et du sulfate de magnésie que nous avons obtenu par évaporation. Du poids de ces sulfates, nous avions déduit des carbonates, qui sont, 1° carbonate de magnésie, quarante grains ; 2° carbonate de chaux, trente grains.

La partie des matières solubles dans l'eau, obtenues par l'évaporation au bain-marie, bien desséchée, a pesé une once trois gros cinquante-huit grains. Traitée ensuite par l'alcool très-concentré , elle n'a rien perdu ; dissoute de nouveau dans l'eau distillée , évaporée lentement , il s'y est formé des cristaux de sulfate de magnésie, en assez grande quantité. Par les réactifs, nous en avons extrait des sulfates de magnésie , de fer et d'alumine, dans les proportions suivantes ; savoir : sulfate de magnésie, une once trois gros huit grains ; sulfate d'alumine, trente grains ; sulfate de fer, vingt grains.

De ces recherches il résulte que les substances minérales contenues dans les Eaux de la source douce s'y trouvent dans les proportions suivantes.

Chaque pinte d'Eau contient :

1° Sulfate de magnésie...........	80 gr.
2° — d'alumine.............	3
3° — de fer...............	2
4° — de chaux..............	10
5° Carbonate de magnésie..........	4
6° — de chaux...........	3
7° — de fer..............	2
8° Acide carbonique , quantité indéterminée.	

Source forte.

Propriétés physiques. --- L'Eau de la source haute est, comme celle de la précédente, claire, transparente, inodore, mais un peu amère , légèrement styptique , et laisse immédiatement après l'avoir bue un goût de fer et de soufre que n'offre pas l'Eau de la source basse.

Propriétés chimiques. --- Cette Eau dépose en assez grande quantité des carbonates de fer et de magnésie , qui incrustent les canaux ; ce qui oblige à les nettoyer de temps en temps. Portée à l'ébullition , elle laisse dégager une moins grande quantité de gaz acide carbonique que l'Eau de la source douce. Traitée par les réactifs et les mêmes procédés que la précédente , elle a offert à-peu-près les mêmes phénomènes , et par l'évaporation nous en avons extrait les mêmes substances, sauf le carbonate de chaux que nous n'y avons point rencontré. Mais les proportions sont tellement différentes , qu'il en résulte une eau toute particulière , ayant des propriétés que la source douce ne possède pas. Ces proportions sont les suivantes :

Chaque pinte d'Eau contient :

1° Sulfate de magnésie .... 66 gr.
2° — d'alumine 8
3° — de fer...................... 10
4° — de chaux 6
5° Carbonate de magnésie 2
6° — de fer................. 8
7° Acide carbonique , quantité indéterminée.

Telles sont les substances que l'analyse démontre dans les sources de Cransac; mais la quantité d'Eau qu'elles fournissent dans un temps donné variant suivant que l'année est plus ou moins pluvieuse, les substances minérales qu'elles dissolvent, en filtrant à travers les couches d'une montagne volcanisée, doivent aussi varier suivant que l'Eau est plus ou moins basse, soit dans leur quantité absolue, soit dans leurs proportions respectives.

Pour pouvoir apprécier ces divers changemens et en avoir une idée exacte, il faudrait répéter ces essais dans les différentes saisons de l'année. Il suffirait après de connaître la quantité d'Eau que les sources fournissent dans un temps donné pour en déduire les proportions respectives des différentes substances qui entrent dans sa composition. Cette connaissance serait de la plus grande utilité pour apprécier les doses auxquelles on doit la prescrire dans les différentes années; car il est d'observation qu'à dose égale, nos Eaux sont plus actives une année que l'autre.

De l'Action des Eaux minérales de Cransac sur l'économie animale.

Il suffit de jeter les yeux sur le riche tableau de leur composition pour être convaincu de l'énergie de leurs propriétés, et prévoir les

nombreux avantages que la thérapeutique peut
en retirer. On voit également que, sous une
apparence d'analogie, ces sources recèlent
des propriétés néanmoins très-différentes. En
effet, dans l'une ce sont les substances salines
purgatives, le gaz acide carbonique qui pré-
dominent; dans l'autre, au contraire, ce sont
les substances toniques et astringentes. C'est
du sulfate, du carbonate de magnésie, et du
gaz acide carbonique que la source douce tire
principalement ses propriétés; c'est, au contraire, du sulfate d'alumine, de fer et du carbonate de ce dernier que dérivent celles de la
source forte. L'une est plus purgative, légèrement excitante, diurétique ; l'autre est plus
tonique, légèrement astringente.

La coexistence dans nos Eaux des substances purgatives, toniques et légèrement astringentes en des proportions différentes, en fait
un médicament précieux à l'aide duquel le
praticien exercé peut remplir les indications
les plus nombreuses et les plus variées, et
leur mérite une réputation beaucoup plus
étendue que celle qu'on leur a accordée jusqu'ici : nul doute que, lorsqu'elles seront
mieux connues, les médecins ne s'empres-
sent d'y envoyer de nombreux malades à qui
elles peuvent être de la plus grande utilité.

La source douce est la plus fréquentée; la

forte n'est, pour ainsi dire, regardée que comme sa succédanée : on n'en use guère que pour aider l'action de la première. A cet effet on n'en prend que quelques verres après la dose ordinaire de la source douce, pour se procurer un plus grand nombre de selles ; très-peu de malades la boivent seule. Elle est, cependant, loin de justifier cet abandon, que nous ne pouvons attribuer qu'à la fausse opinion où sont la plupart des malades, qu'elle possède les mêmes propriétés que la source douce, mais seulement à un plus haut degré.

C'est dans les affections asthéniques et exemptes de toute complication inflammatoire, telles que le scorbut, toutes les formes des scrofules, les hémorrhagies passives, les leucorrhées chroniques, les aménorrhées asthéniques, les paralysies, et généralement toutes les maladies dites nerveuses, dépendant d'un état d'affaiblissement, que nos Eaux peuvent être employées avec le plus grand succès ; mais c'est précisément cette classe d'affections qui amène à Cransac le moins de malades. Le plus grand nombre de ceux qui s'y rendent annuellement sont affectés de rhumatismes chroniques, de fièvres bilieuses, muqueuses, intermittentes, souvent mal traitées, ou qui ont résisté au quinquina.

On y voit aussi beaucoup d'affections bilieuses souvent négligées, et des phlegmasies chroniques des viscères abdominaux, suites ou complications de fièvre intermittente. Nous y avons également observé plusieurs lésions des fonctions digestives que l'on paraissait avoir considérées comme de simples dyspepsies nerveuses, et qui, dépendant néanmoins de causes très-variées, ne trouvaient pas toutes dans nos Eaux un remède salutaire. La plupart de ces malades éprouvent des douleurs sourdes, soit à l'estomac, soit en quelqu'autre partie de l'abdomen ; ils sont sans appétit ; leur bouche est pâteuse, amère ; ils ont souvent des nausées, des vomissemens ; une céphalalgie frontale les tourmente, surtout après le repas ; leur ventre est sujet à se déranger. La plupart sont sans fièvre, pâles ; leur peau est sèche, rude au toucher.

Parmi cette classe de malades il y en a un grand nombre auxquels les Eaux ne procurent qu'un léger soulagement ; d'autres ne peuvent les supporter ; plusieurs éprouvent même des accidens. En les observant avec attention, je me suis convaincu que souvent les symptômes généraux qu'ils offrent se rattachent à des affections bien différentes, et qui méritent d'être distinguées avec le plus grand soin. En effet, ces dérangemens sont loin de tenir à une même cause, quoiqu'ils se manifestent par des symp-

*

tômes qui leur sont communs ; les uns tiennent à un état de faiblesse des viscères gastriques ; d'autres à un embarras gastrique ou intestinal ; d'autres enfin à une phlogose chronique plus ou moins prononcée de l'estomac ou des intestins. Les médecins qui ont des malades à envoyer à nos Eaux ne sauraient donc apporter une trop grande attention à bien distinguer ces divers états ; car, autant elles peuvent être utilement employées dans le cas de faiblesse de l'estomac ou de l'embarras gastrique, autant elles sont nuisibles dans les phlegmasies.

Nous devons examiner, en premier lieu, les effets que nos Eaux produisent sur nos organes et leurs fonctions, pour nous occuper ensuite des différentes maladies dans lesquelles il convient de les employer.

Bue par verres, à la dose de deux ou trois livres, durant les premières heures de la matinée, l'Eau de la source douce produit sur l'estomac une légère excitation ; le cours des urines est augmenté. Au bout de peu de jours, l'appétit devient plus vif, la digestion plus facile, plus prompte, le pouls plus fort ; toutes les fonctions s'exécutent avec plus de facilité, de régularité, et l'on éprouve un sentiment de bien-être, d'agilité, que l'on ne ressentait point auparavant.

Prise à une dose plus forte, on observe d'autres phénomènes : cinq à six livres de cette Eau produisent ordinairement de dix à douze selles dans la journée, plus ou moins, suivant le tempérament et la disposition actuelle. A cette dose, elle occasione quelquefois un sentiment de pesanteur à l'estomac, accompagné d'anxiété, de céphalalgie frontale, de nausées, de vomissemens; quelquefois l'appétit se perd, la digestion devient pénible. Ces phénomènes ne s'observent guère que chez les personnes de constitution faible, très-irritable, ou qui boivent une trop grande quantité d'Eau, et à doses trop rapprochées; et ils dépendent le plus souvent d'une trop forte irritation de l'estomac, que l'on fait cesser en diminuant la quantité de ces Eaux, en y ajoutant du bouillon de veau, du petit-lait, etc. Continuée à cette dose, elle produit, au bout de huit à dix jours, un affaiblissement plus ou moins sensible, suivant le tempérament et le nombre de selles qu'elle provoque. On sue alors avec la plus grande facilité, ce qui rend dangereux les exercices un peu violens, surtout dans le mois d'août et de septembre, où des nuits très-fraîches succèdent à des jours très-chauds.

L'Eau de la source forte, bue à la dose de trois à quatre verres tous les matins, rend l'appétit plus vif, active la digestion ; par son usage les selles deviennent plus rares, plus consistantes ; s'il existait quelque écoulement hémorrhagique sans fièvre, on le voit diminuer peu à peu ; le pouls devient plus fort, plus fréquent, quelquefois même fébrile chez les personnes douées d'un tempérament très-irritable. Continuée durant un temps suffisant, l'Eau de la source forte donne à toutes les fonctions un nouveau rhythme ; la nutrition se fait mieux ; les fluides, sécrétés en trop grande quantité, diminuent de jour en jour et sont mieux élaborés ; les chairs prennent plus de consistance ; le teint devient plus frais, plus coloré ; on se sent plus fort, plus dispos ; tout annonce que l'organisme a reçu une forte excitation. A la dose de deux ou trois livres, cette Eau est purgative chez les hommes d'une constitution forte, chez les individus d'un tempérament lymphatique, peu irritables et accoutumés à se nourrir d'alimens grossiers ou de difficile digestion. Chez les tempéramens faibles, nerveux, irritables, elle produit souvent un sentiment de chaleur, de sécheresse au gosier, de tension, de douleur au creux de l'estomac, une céphalalgie plus ou moins vive, la constipation, le ténesme, des nausées et des vomissemens. Ce dernier phénomène s'observe plus fréquemment que durant l'usage des Eaux de la source douce; ou pourrait, au premier abord, l'attribuer à la présence du sulfate de chaux; l'observation m'a cependant appris que le vomissement provoqué par ces Eaux dans quelques circonstances, est plutôt le résultat de l'état particulier de l'estomac et de la manière dont on les boit, qu'un effet immédiat de leur composition chimique.

D'après mes observations, on peut rapporter à trois chefs principaux les différens cas dans lesquels ces Eaux sont rejetées par le vomissement :

1° Ce phénomène s'observe chez les femmes d'une constitution faible, délicate; chez les vieillards, chez les gens épuisés par des maladies antérieures ou de longs voyages, chez ceux dont l'estomac est faible, dont toutes les fonctions se font avec lenteur. Si dans cet état ils boivent de suite plusieurs verres d'Eau fraîche, ils ne tarderont pas à éprouver un sentiment de pesanteur à l'estomac, un état général d'abattement, une céphalalgie frontale sourde, quelquefois même des sueurs froides, des lipothymies. Tous ces accidens se dissipent aussitôt après que l'Eau a été rejetée. Néanmoins, si l'on persiste dans le même usage, l'appétit s'émousse, la digestion devient plus pénible, et l'on ne retire aucune utilité des Eaux. Plusieurs buveurs même sont obligés d'en discontinuer l'usage. C'est ici une véritable indigestion qu'elles produisent et que l'on peut sûrement prévenir, en recommandant de ne boire que par petits verres de quart d'heure en quart d'heure, et de faire légèrement chauffer l'Eau. Cette dernière précaution est surtout nécessaire lorsque les matinées sont très-fraîches, comme cela a lieu ordinairement durant les mois d'août et de septembre. J'ai toujours vu les malades se bien trouver de ces simples précautions, et retirer ainsi le plus grand avantage de nos Eaux, que, sans cela, ils ne pouvaient supporter.

2° Le vomissement s'observe encore chez ceux dont l'estomac est atteint d'inflammation chronique, que trop souvent on prend pour une simple dyspepsie nerveuse. Ces sortes de malades éprouvent bientôt après les trois ou quatre premiers verres d'Eau une céphalalgie frontale plus ou moins vive, un sentiment de chaleur, de sécheresse au gosier. L'estomac est douloureux; ils sont dans un état d'anxiété, d'inquiétude inexprimable, et dont ils ne peuvent se rendre compte. La peau est ordinairement sèche, le pouls dur, concentré, quelquefois fréquent, suivant l'intensité de l'irritation. Ces malades se plaignent que les Eaux ne passent pas; ils s'agitent, vont et viennent; ils mangent peu, parce que leur digestion est

ordinairement pénible ; ils sont ordinairement
soulagés par le vomissement ; mais ces accidens
ne tardent pas à revenir s'ils boivent de nouveau. Plusieurs persistent néanmoins, augmen-
tent même la dose des Eaux, persuadés qu'ainsi
elles passeront mieux, et se privent par leur
imprudence des bons effets qu'ils eussent pu
en retirer en les buvant avec précaution.

On prévient ces accidens, et on y remédie
lorsqu'ils se sont manifestés, en faisant couper les Eaux avec un tiers, plus ou moins suivant le degré d'irritabilité de l'estomac, de
bouillon de veau ou de poulet, de lait, de
petit-lait, etc., et en ne les faisant prendre
qu'à petites doses assez rapprochées. Quelquefois on est obligé de les faire suspendre
jusqu'à ce qu'on ait combattu par les moyens
ordinaires la phlogose de l'estomac ; après
quoi les malades peuvent en reprendre l'usage.

3° Le vomissement a encore lieu chez les
malades atteints d'embarras gastriques négligés.
On reconnaît qu'il est dû à ce dernier état,
à l'amertume de la bouche, au soulagement
qu'il procure, au rétablissement de l'appétit
et des fonctions digestives. Autant le vomissement produit dans cette dernière circonstance
est utile, autant il est nuisible dans le cas de
gastrite. Il faut donc le favoriser dans le premier cas, où il ne tarde pas à cesser aussitôt

que l'estomac est convenablement débarrassé, et s'attacher à le combattre par tous les moyens possibles dans le second, où il ne peut qu'empirer l'état des malades.

Il est une quatrième classe de buveurs qui vomissent les Eaux, uniquement à cause de la répugnance qu'ils ont à les boire ; mais ils ne tardent pas à s'y accoutumer ; et ce vomissement, qui est d'ailleurs sans inconvénient, cesse après les deux ou trois premiers jours de leur usage.

Tels sont les principaux phénomènes qui résultent de l'emploi des Eaux minérales de Cransac. On voit que tous décèlent dans ces Eaux une propriété tonique, purgative, suivant la dose à laquelle on les emploie. Nous ne craignons pas d'avancer qu'il n'est peut-être pas de tonique plus efficace que les Eaux de la source forte, employées à une dose convenable et continuées durant un temps suffisant ; nous les avons vu plusieurs fois réussir dans des affections contre lesquelles toutes les ressources de la pharmacie étaient demeurées sans effet. Si des malades n'en retirent pas l'avantage qu'ils ont droit d'en attendre, c'est qu'ils ne les continuent pas assez long-temps. Que peuvent, en effet, huit ou dix jours d'usage de cette Eau contre des affections qui durent depuis plusieurs années, lorsque la constitution est délabrée? C'est cependant à-peu-près là tout le temps que la plupart des buveurs séjournent à Cransac.

L'exposé que nous venons de faire des phénomènes qui résultent des Eaux minérales de Cransac nous paraît, malgré sa brièveté, suffisant pour faire apprécier leur manière d'agir sur l'économie animale; et on peut, à ce qu'il nous semble, sans crainte d'erreur, en conclure que l'effet immédiat qui résulte de leur action est une excitation plus ou moins forte de l'organe sur lequel elles sont appliquées, c'est-à-dire, de l'estomac; excitation qui, d'abord locale, s'étend bientôt à tout l'organisme, si on persiste dans leur usage à une dose suffisante.

Les effets secondaires qui résultent de cette excitation varient suivant le degré d'intensité auquel elle est portée. Est-elle modérée, il en résulte une médication tonique; tous les organes acquièrent plus de force, d'énergie, la constitution plus de vigueur. Employées à une dose plus forte, l'irritation des organes digestifs est plus vive, leur sécrétion est augmentée, et la purgation s'ensuit plus ou moins abondante, suivant le tempérament des malades; et, si elle se prolonge, elle est bientôt suivie d'un état de faiblesse proportionnée au nombre des selles et à la force de la constitution.

Enfin, employées à très-haute dose, l'irritation est encore plus vive : il en résulte des effets secondaires opposés aux précédens, c'est-à-dire, la constipation, un sentiment de gêne, une douleur à l'estomac, souvent un mouvement fébrile plus ou moins prononcé. C'est ainsi que nous avons vu plusieurs malades qui, n'étant pas assez purgés par les Eaux de la source basse, ayant eu recours à la source forte, en éprouvaient, au contraire, une forte constipation. Pour leur procurer l'effet qu'ils désiraient, il nous a suffi, dans ces circonstances, de modérer l'impression irritante des Eaux en les faisant couper avec du bouillon de veau, du lait ou du petit-lait.

On voit donc que les effets secondaires ou thérapeutiques qui résultent de l'usage de nos Eaux se rapportent, en dernière analyse, à l'impression excitante, tonique, qu'elles exercent sur nos organes; que de là dérivent également et la médication tonique et la purgation, et que de là dérivent encore l'augmentation des différentes sécrétions, et la suppression des divers écoulemens passifs, soit hémorrhagiques, soit leucorrhoïques.

On peut donc établir en principe que ces Eaux conviennent spécialement, savoir, celles de la source douce :

1º Toutes les fois qu'il s'agit de débarrasser

le canal intestinal de matières étrangères, soit bilieuses, soit muqueuses, et de lui imprimer en même temps plus d'activité.

2° Lorsqu'il est nécessaire d'activer les différentes sécrétions qui sont dans un état languissant, celle du foie surtout.

3° L'Eau de la source forte convient éminemment lorsqu'il s'agit de relever la tonicité d'un ou de plusieurs organes, de fortifier toute la constitution, de supprimer quelque écoulement passif, soit hémorrhagique, soit leucorrhoïque, enfin, d'obtenir la résolution de quelque engorgement chronique, indolent, sans fièvre.

4° Elles doivent être proscrites, celles de la source forte surtout : 1° dans les cas de pléthore sanguine, avec disposition à l'inflammation ; 2° dans les phlegmasies aiguës, et souvent dans celles qui, quoique chroniques, sont accompagnées d'un mouvement fébrile ou de douleur plus ou moins vive ; 3° dans les suppurations internes.

Ainsi ce n'est que dans les affections asthéniques et lorsqu'on a soin d'en proportionner la dose à l'âge, au sexe, au tempérament, à l'intensité de la maladie, etc., que les Eaux de Cransac sont utiles. Elles réussissent dans les affections vermineuses, dans l'hypertrophie asthénique du foie, dans la diminution de la sécrétion biliaire, dans les hémorrhagies passives, la leucorrhée, la chlorose, l'aménorrhée, etc., mais surtout dans le principe de toutes les affections scrofuleuses, lorsqu'il n'y a encore ni mouvement fébrile ni phlegmasie consécutive. Nos Eaux conviendraient aussi dans le scorbut. Nous les avons vu plusieurs fois dissiper des migraines opiniâtres, et l'hypochondrie accompagnée d'engorgement ou d'empâtement des viscères abdominaux. On conçoit qu'elles doivent encore produire les plus heureux effets dans certaines variétés de la mélancolie et dans la mélancolie suicide principalement, si l'opinion émise par M. Falret sur le siége primitif de cette terrible maladie est fondée sur l'observation.

Après ce court exposé sur la manière d'agir des Eaux minérales de Cransac et sur les principaux cas qui en réclament l'emploi, il convient d'entrer dans quelques détails sur chacune des maladies en particulier susceptibles d'être avantageusement combattues par leur usage.

CHAPITRE III.

DES DIFFÉRENTES MALADIES DANS LES-QUELLES LES EAUX DE CRANSAC PEUVENT ÊTRE AVANTAGEUSEMENT EMPLOYÉES.

—

Des Scrofules.

Le vice scrofuleux est le principe de symp-tômes aussi nombreux que variés ; on peut le considérer comme la source la plus féconde des nombreuses maladies chroniques qui af-fligent l'espèce humaine. Une histoire com-plète des différentes formes sous lesquelles les scrofules peuvent se montrer et exercer leurs ravages, serait ici déplacée ; la plume éloquente de M. Alibert en a tracé un tableau frappant de vérité : nous devons donc nous borner à noter quelques circonstances principales, afin de mieux préciser les cas dans lesquels on peut se promettre d'heureux succès de nos Eaux minérales.

Quoique les scrofules affectent de préfé-rence le système lymphatique, leur siége n'y est pas nécessairement borné : il n'est pas

d'organe qui ne puisse en éprouver les funes-
tes effets ; c'est ainsi que la peau, les membranes muqueuses, les os, le cerveau, etc.,
sont tour-à-tour le siége de désordres qui ne
reconnaissent pas d'autre cause.

Les lésions scrofuleuses de la peau se
manifestent sous la forme de dartres ou d'ulcères : ces dernières peuvent affecter toutes les
parties du corps ; cependant on les observe
plus souvent dans les endroits où la peau
est fine, le tissu cellulaire sous-cutané abondant ; le sein, le cou, les poignets, la partie inférieure des jambes, en sont le siége le
plus ordinaire. Les enfans y sont plus sujets
que les adultes. Un engorgement œdemateux
de la partie qui doit en être le siége, précède
leur invasion. Bientôt la peau rougit, s'en-
flamme ; après un temps plus ou moins long,
elle s'ouvre, et de l'ulcère qui en résulte,
découle une sérosité d'un jaune verdâtre : les
bords de cette ulcère sont élevés, des chairs
fongueuses en couvrent le fond ; ces caractères suffisent ordinairement pour déceler leur
véritable nature.

C'est de préférence chez les adultes que se
manifestent les éruptions scrofuleuses ; leur
diagnostic est souvent d'autant plus difficile,
que les traits de la constitution se sont affaiblis
par les progrès de l'âge. Ces éruptions se mon-

trent sous des formes très-variées ; le plus
souvent, ce sont de petits boutons plus ou
moins rapprochés, d'où découle une sérosité
plus ou moins consistante, qui en se concré-
tant forme des croûtes épaisses, jaunâtres,
dont la chute laisse à découvert une surface
ulcérée peu douloureuse, sur laquelle s'élèvent de petites végétations qui, suivant M.
Alibert, suffisent pour faire connaître leur
nature scrofuleuse.

Mais, c'est surtout le système des ganglions
lymphatiques qui devient le théâtre le plus
ordinaire de l'action désorganisatrice des scrofules. C'est dans son sein que se développent
le carreau, la phthisie pulmonaire tuberculeuse, ces deux fléaux de l'enfance et de l'âge
adulte.

Ce serait une erreur de croire que l'engorgement du mésentère, qui constitue le carreau, soit toujours consécutif à une inflammation de la muqueuse intestinale ; de nombreuses
ouvertures de cadavres nous ont souvent
montré la muqueuse intestinale exempte de
toute trace de phlegmasie, alors même que
les ganglions du mésentère étaient engorgés et
en pleine suppuration. D'autres fois c'était
une phlegmasie commençante de la muqueuse,
coexistant avec un engorgement déjà ancien
des glandes mésentériques.

L'observation, dégagée de toute prévention systématique, exige que l'on reconnaisse un carreau primitif et un carreau secondaire, ou consécutif à l'entérite ; cette distinction est de la plus haute importance pour le traitement ; la méconnaître, c'est s'exposer à des erreurs meurtrières, aux mécomptes les plus décevans.

En effet, les toniques, les Eaux minérales ferrugineuses, qui peuvent arrêter les progrès de la maladie dans le premier cas, accélèrent la marche des accidens dans le second.

Les membranes muqueuses deviennent souvent, chez les scrofuleux, le siége de phlegmasies opiniâtres ; il nous suffira de nommer l'ophtalmie scrofuleuse et la *leucorrhée* de même nature, ou *perte blanche*, qui, dans les grandes villes surtout, fait le désespoir des femmes. Ces deux affections sont trop généralement connues pour nous y arrêter davantage. Les parties les plus dures du corps humain, les os, ne sont pas à l'abri des ravages des scrofules ; l'exostose, la carie, le ramollissement, les tumeurs blanches des articulations, le spina ventosa, complètent le tableau affligeant des désordres que le vice scrofuleux exerce sur toute l'économie animale et sur le système osseux en particulier.

L'expérience a depuis long-temps démontré

l'utilité du fer dans le traitement de la maladie scrofuleuse ; il n'est pas de médecin un peu versé dans la connaissance de cette maladie, qui n'en prescrive l'usage. C'est surtout lorsque ce métal est très-divisé et tel qu'il se trouve dans les Eaux minérales ferrugineuses, qu'il devient d'une application plus générale et sujette à moins de contradictions, ainsi que l'a très-bien dit *Baumes*. Mais plus ce moyen est énergique, plus il exige de prudence de la part de celui qui l'administre : les meilleures armes, dit à ce sujet le célèbre Hufeland, sont les plus dangereuses entre les mains de ceux qui ne savent pas s'en servir.

Pour retirer des Eaux minérales de Cransac tous les avantages qu'elles peuvent procurer dans le traitement de la maladie scrofuleuse, il est donc bien essentiel de déterminer avec précision les circonstances qui rendent leur usage utile et sans danger. On peut, à cet effet, distinguer dans le cours de cette maladie deux périodes bien distinctes : dans la première, que nous appellerons *fébrile*, on observe une réaction plus ou moins vive de tout l'organisme, fréquence du pouls, chaleur de la peau, soif, sueurs, diarrhée, etc. ; la seconde, au contraire, que nous désignerons sous le nom d'*apyrectique*, est caractérisée par l'absence de tout mouvement fébrile, par un

3

état de faiblesse, d'abattement et de langueur dans l'exercice de toutes les fonctions.

Il est évident, d'après ce que nous avons dit de la propriété tonique de nos Eaux, que cette dernière période est la seule dans laquelle on doive en permettre l'usage ; dans la première, elles ne pourraient qu'aggraver les accidens et en accélérer les progrès.

On ne saurait donc assez s'attacher à apprécier le degré d'excitabilité dont jouissent les différens organes de l'économie animale, avant de prescrire les Eaux ferrugineuses aux scrofuleux ; mais c'est la membrane muqueuse gastro-intestinale qui doit surtout fixer l'attention du médecin. Est-elle dans un état d'*irritation*, de *phlogose ?* abstenez-vous d'un médicament qui, quelles que soient d'ailleurs les autres indications, ne pourrait qu'être préjudiciable à vos malades. Il n'y a pas d'année que nous ne voyons quelque *affection organique* commençante de l'estomac, aggravée par l'usage intempestif de nos Eaux minérales.

L'Eau des deux sources ne doit pas être indifféremment employée dans les différentes formes des scrofules ; lorsqu'il s'agit de combattre des ulcères, des dartres entretenues par le vice scrofuleux, c'est l'Eau de la source douce, ou basse, qui doit être préférée, comme moins irritante et plus diurétique. On

doit la boire à dose purgative au moins tous
les deux ou trois jours, de deux à trois litres,
suivant l'âge, le sexe et le tempérament des
malades.

C'est encore l'Eau de la source basse qui mérite la préférence dans l'ophtalmie scrofuleuse,
le carreau, et généralement chez les tempéramens sensibles, irritables.

Mais veut-on obtenir la résolution de quelque engorgement considérable, indolent, sans
fièvre, chez un tempérament lymphatique
porté à un très-haut degré? devient-il nécessaire d'imprimer une secousse à tout l'organisme? faut-il réveiller l'activité engourdie
des absorbans? c'est à la source forte qu'il
faut recourir. Administrée à la dose de deux,
quatre, six et jusqu'à huit verres, pris tous
les quarts-d'heure dans la matinée, nous l'a-
vons vu produire les plus heureux effets dans
quelques affections graves des articulations.

On peut l'employer aussi à l'extérieur, en
douches ou en bains, après en avoir élevé convenablement la température.

Nous avons vu plusieurs engorgemens scrofuleux du genou, de la malléole, céder à l'u-
sage de cette Eau, administrée en même temps
en douches et à l'intérieur. Quoique les essais auxquels nous nous sommes livré à ce
sujet ne soient pas très-nombreux, les résul-

tats que nous en avons obtenus, nous paraissent suffisans pour engager les praticiens à les répéter.

Une méthode qui nous a plusieurs fois réussi, consiste à boire l'Eau de la source forte dans la matinée; l'après-midi on administre une douche sur la partie engorgée; immédiatement après la douche, on fait une friction sur la tumeur avec l'huile de camomille camphrée et le baume tranquille, et on l'enveloppe avec un cataplasme de farine de lin bouillie dans une forte décoction de ciguë, jusquiame et têtes de pavot; nous avons obtenu, par l'usage de ces moyens, la résolution de plusieurs tumeurs blanches qui avaient résisté à toutes les autres ressources de la thérapeutique.

D'après ce que nous avons dit du mode d'action de nos Eaux, il serait inutile d'ajouter que ce n'est que lorsqu'il n'y a pas désorganisation de tissu que l'on doit employer la douche, si tous les praticiens apportaient un soin égal dans l'examen de leurs malades. C'est encore l'Eau de la source forte qui doit être préférée dans la leucorrhée, ou perte blanche, entretenue par le vice scrofuleux. Elle doit être bue à petite dose, continuée pendant vingt-cinq à trente jours. Nous avons vu plusieurs femmes, atteintes de pertes blanches con-

stitutionnelles, délivrées presque complètement de cette infirmité par l'usage de cette
Eau, bue pendant quelques années consécutives, et quelquefois à deux époques de la
même année, en mai et en septembre.

Nous ne chercherons pas, à l'exemple de
quelques auteurs de traités sur les Eaux minérales, à grossir ce volume en multipliant les
observations particulières qui, ainsi que l'a
très-bien dit un de nos confrères, n'ont d'autre
avantage que d'obliger le lecteur bénévole à
relire jusqu'à satiété ce qu'il suffit d'énoncer
une fois. L'observation suivante nous paraît
cependant mériter d'être rapportée.

Mme O..., âgée de vingt-cinq ans, est d'un
tempérament lymphatique, et paraît issue
d'une famille dans laquelle les scrofules se
perpétuent, sous différentes formes, depuis
plusieurs générations; néanmoins, jusqu'à
l'âge de vingt-quatre ans, elle a toujours
joui d'un bonne santé : à cette époque, Mme
O... s'étant exposée à l'action d'un froid humide, peu de jours après ses couches, fut prise
d'une douleur du cou et des oreilles, qui se
dissipa en peu de temps, à la suite de quelques légers remèdes; mais à mesure que la
douleur disparut, l'ouïe s'affaiblit rapidement ;
deux mois après cet accident, elle était presque entièrement perdue.

A cette époque, les ganglions lymphatiques du cou s'engorgèrent considérablement, en même temps la surdité diminua d'une manière sensible ; une année s'écoula sans aucun changement remarquable dans l'état de l'ouïe, malgré divers traitemens que la malade subit. Dans le courant de juillet 1823, la malade se rendit à Cransac ; à son arrivée, l'ouïe était très-faible, car on ne pouvait converser qu'à l'aide d'un cornet acoustique : l'examen le plus minutieux des oreilles ne montra aucune lésion des parties constitutives de cet organe. Les glandes du cou étaient tuméfiées, mobiles, sans changement de couleur à la peau ; la menstruation peu abondante ; toutes les autres fonctions s'exécutaient régulièrement. La malade avait remarqué que son ouïe reprenait plus de finesse lorsque l'engorgement des glandes augmentait, et que la surdité s'accroissait toutes les fois que les ganglions perdaient de leur volume.

D'après notre avis, cette dame but les Eaux de la source forte, d'abord à la dose de quatre verres dans la matinée, ensuite à celle de six verres ; tous les deux ou trois jours, on ajoutait au dernier verre :

Manne	1 once.
Sulfate de magnésie..	1 once.
Poudre tempérante ..	1 drachme.

Cette addition provoquait ordinairement dix ou douze selles dans la journée. Ce traitement fut suivi d'une amélioration rapide ; les glandes du cou avaient perdu la moitié de leur volume : au moment où cette dame quitta Cransac, le cornet acoustique lui était devenu inutile.

A son départ, un cautère fut ouvert au bras, la malade n'ayant pas voulu se soumettre à l'application d'un séton à la nuque.

Mme O... reprit l'usage de nos Eaux à la fin de septembre de la même année, mais chez elle ; son état continua à s'améliorer. L'année suivante, cette malade se rendit de nouveau à Cransac, dans le mois d'août : elle but les Eaux pendant quinze jours, et à son départ elle conservait à peine quelques légères traces de son ancienne maladie. Des renseignemens récens m'ont appris que cette dame jouit de la meilleure santé, ayant recouvré toute son ouïe.

Les Eaux minérales de Cransac conviennent-elles dans la phthisie *pulmonaire tuberculeuse ?*

Le savant Brassat-Murat, qui a dirigé pendant longues années cet établissement, assure les avoir conseillées avec succès dans cette redoutable maladie, s'appuyant, dit-il, sur l'autorité de Morton.

Malgré ces graves autorités, nous oserons émettre une opinion contraire ; les faits pour l'appuyer ne nous manqueraient pas, si, dans l'état actuel de la science, elle avait besoin d'être prouvée.

Nous avons vu à Cransac plusieurs malades présentant tous les symptômes des tubercules du poumon, qui, ayant bu les Eaux malgré notre avis, ont éprouvé, les uns des hémoptysies graves, les autres une augmentation de la toux qui les fatiguait : aucun n'a été soulagé.

Le savant Hufeland, le Nestor des médecins de l'Allemagne, n'est pas d'une opinion différente de la nôtre, relativement à l'emploi du fer dans les affections tuberculeuses du poumon.

« Lorsque les poumons sont irrités, lors- » qu'ils sont le siége de quelques petits engor- » gemens glanduleux, s'il y a de la toux, des » douleurs passagères à la poitrine, *gardez-vous* » de donner les *préparations martiales, car* » *elles détermineraient* la phthisie scrofu- » leuse dont ces malades sont menacés. » (Hufeland, *Traité des Scrof.*, p. 218.)

Quoique Morton ait donné le fer avec avantage dans la phthisie scrofuleuse et dans les toux opiniâtres de même nature, dit un excellent praticien, M. le docteur Bousquet, il ne faut se décider à l'emploi de ce moyen qu'après le plus sévère examen ; car il produit précisément des toux sèches, des chaleurs et des resserremens de poitrine qui doivent le faire proscrire, si peu qu'il existe d'irritation, ou que les malades soient irritables.

Mais la phthisie pulmonaire tuberculeuse est la seule forme des scrofules dans laquelle nos Eaux salino-ferrugineuses n'offrent pas une ressource précieuse.

De l'Hypertrophie asthénique du foie.

Le foie est l'organe qui présente le plus grand nombre d'altérations susceptibles d'être combattues avec succès par les Eaux minérales de Cransac ; elles consistent dans des lésions de sa structure, ou dans des dérangemens de la sécrétion biliaire.

Une des plus remarquables parmi les premières, est l'*hypertrophie*, sur laquelle nous avons publié un mémoire dans le *Bulletin de la Société médicale d'émulation*, année 1821, page 353. Nous n'en présenterons ici qu'un court extrait :

L'hypertrophie asthénique du foie est caractérisée par le volume anormal de cet organe, qui est en même temps plus mou ;

son tissu plus doux, plus uni, ne présente pas, en le coupant par tranches, ces grains glanduleux qu'il offre ordinairement ; il est pâle, grisâtre, quelquefois jaunâtre ; la bile, quoiqu'abondante, paraît inerte ; elle est plus aqueuse, très-fluide, souvent presque incolore ; elle n'a pas l'amertume qu'elle offre ordinairement.

C'est chez les personnes d'un tempérament lymphatique, à cheveux d'un blond clair, peau blanche, menant une vie sédentaire, habitant des lieux bas et humides, que nous avons principalement observé cette maladie. Ses symptômes les plus ordinaires sont un sentiment de pesanteur, de gonflement, de tension dans l'hypocondre droit ; anorexie, digestions lentes, pénibles ; flatuosités, essoufflement au moindre exercice, surtout en montant. Souvent le foie déborde le rebord cartilagineux de la poitrine, et devient accessible au toucher. On peut s'assurer alors qu'il n'est pas bosselé, qu'il n'éprouve aucune altération dans sa forme, mais qu'il est seulement augmenté de volume ; le plus souvent, les malades sont sans fièvre.

Les Eaux minérales de Cransac produisent, dans cette affection, les plus heureux effets ; parmi les nombreuses observations que nous pourrions rapporter, nous nous bornerons à la suivante.

Le nommé Clary, du département du Tarn, jeune homme de 22 ans, tempérament lymphatique, avait été traité, dans une affection rhumastimale, par M. le docteur Glairose, médecin distingué de Valence. L'année suivante, sans cause à lui connue, il tomba dans un état de langueur, d'abattement, et perdit l'appétit : ses digestions étaient pénibles. Après avoir passé une année dans cet état, et consulté différens médecins qui, ne lui trouvant pas, nous dit-il, de fièvre, le déclarèrent atteint de maladie *imaginaire :* ce jeune homme se rendit à Cransac, pour y prendre les Eaux, en août 1824.

A son arrivée, il était pâle ; la sclérotique présentait une teinte d'un jaune clair ; la face, bouffie, offrait cet aspect particulier que l'on a désigné sous le nom de *chlorose;* l'hypocondre droit était saillant, tendu, mais indolent; le foie débordait les fausses côtes d'environ deux travers de doigt; les extrémités inférieures étaient œdematiées, ce que le malade attribuait à la fatigue du voyage. Ce jeune malade était dans un état de faiblesse, d'abattement, de tristesse, dont rien ne pouvait le tirer.

Après un jour de repos, il but les Eaux de la source douce pendant quelques jours; le malade ne put en supporter que cinq à six verres qui, ne produisant qu'un sentiment de pesanteur à l'épigastre et une céphalalgie frontale qui ne se dissipait qu'après que les Eaux étaient passées. Comme il était sans fièvre, nous crûmes devoir lui conseiller les Eaux de la source forte, dont il but d'abord trois verres tous les matins, après en avoir bu une égale quantité de la source douce; ainsi mêlées, les Eaux passèrent à merveille; en peu de jours il s'opéra chez notre malade un changement considérable : l'appétit, jusques-là presque nul, commença à se faire sentir; les digestions furent plus faciles; son teint s'éclaircit, et à son départ, après un séjour de douze jours, le foie était à peine accessible au toucher; quelques remèdes lui furent prescrits pour continuer le traitement chez lui. Nous avons revu ce jeune homme à Cransac, en 1827, jouissant de la meilleure santé, et ne conservant de son ancienne maladie que le souvenir.

De l'Acholéorrhée et de la Chlorose.

Durant les nombreuses recherches d'anatomie pathologique auxquelles nous nous sommes livré dans les hôpitaux de Paris, nous avions été vivement frappé des aspects variés, des altérations nombreuses que la bile présente dans un grand nombre de cadavres, alors même que le foie n'offre aucune altération appréciable dans sa texture.

Il était difficile de croire que des altérations si remarquables d'un fluide, auquel les plus grands praticiens ont fait jouer un aussi grand rôle dans la production des maladies, eussent été sans influence sur la santé des malades dont les cadavres nous les offraient. Mais comment, au milieu de tant de complications, découvrir l'ordre, la série de symptômes qui, pendant la vie, pouvaient se rattacher à ce vice particulier de la sécrétion biliaire ?

La difficulté que l'on éprouve à se procurer des renseignemens positifs sur ce qui a précédé l'entrée des malades dans les hôpitaux, nous laissa long-temps dans l'incertitude sur les signes qui pouvaient, pendant la vie, faire présumer cette altération de la sécrétion biliaire; mais dès qu'il nous fut possible de nous procurer des renseignemens exacts sur l'état antérieur des malades, ce qui eut lieu surtout durant notre séjour à l'hospice de la Salpétrière, nous ne tardâmes pas à remarquer une certaine analogie dans les symptômes qu'avaient présenté les malades dont les cadavres nous offraient ensuite ces altérations si remarquables du fluide biliaire. C'est d'après l'ensemble de ces faits que, dans un mémoire sur les maladies du foie, dont plusieurs fragmens ont paru, en 1831, dans les *Bulletins de la Société médicale d'émulation de*

Paris, nous avons décrit, sous le nom d'*a-choléorrhée* (d'*a* privatif, de *kolê*, bile, et de *réô*, je coule, c'est-à-dire, *défaut de sécrétion biliaire*), une maladie caractérisée par un état de faiblesse, d'abattement au physique comme au moral; digestions lentes, pénibles, imparfaites, accompagnées du développement de gaz dans le tube digestif, exhalant par fois l'odeur du gaz hydro-sulfurique ; déjections alvines, ordinairement rares, plus ou moins consistantes, grisâtres, offrant l'aspect de l'*argile ;* cette couleur grisâtre est pour ainsi dire un caractère pathognomonique de l'a-choléorrhée. La plupart des malades ont la bouche inondée d'une salive fade, nauséeuse ; ils éprouvent une sorte d'aversion pour les substances animales grasses, appètent, au contraire, les amers et les acides ; plusieurs accusent un sentiment habituel de faiblesse, de défaillance au creux de l'estomac, dont la sensibilité est toujours plus ou moins émoussée. Un malade, voulant me donner une idée de cette insensibilité de l'estomac, me disait qu'il lui semblait que les alimens qu'il prenait tombaient dans une *poche de cuir.*

Les caractères anatomiques de cette maladie sont : foie souvent plus mou que dans l'état naturel, pâle, jaunâtre, présentant tous les caractères que nous avons assignés à l'hypertrophie asthénique ; d'autres fois, cet organe conserve son volume ordinaire, et on ne remarque absolument aucun changement dans sa couleur ni dans sa consistance ; seulement, la bile est plus pâle, plus aqueuse, n'offre pas à la dégustation l'amertume qui lui est naturelle ; dans quelques circonstances, nous l'avons trouvée d'une consistance sirupeuse, ne coulant qu'avec difficulté dans le duodénum et distendant la vésicule, dont la capacité était doublée et même au-delà.

Si cet état se prolonge, il survient une coloration de la peau d'un vert jaune clair, et tous les symptômes décrits sous le nom de *pâles couleurs* ; il semble qu'une partie de la matière colorante de la bile, retenue dans le sang, circule avec ce fluide, et donne à la peau cette teinte d'un vert tirant sur le jaune clair, que désigne fort bien le mot *chlorose* ; maladie sur la nature et le siége de laquelle on n'est pas parfaitement d'accord. C'est sans doute le désir de faire cesser cet état d'incertitude sur un point important de pathologie, qui a dicté le programme de la Société royale de médecine de Bordeaux, par lequel elle demande que, *par un rapprochement méthodique des faits, on détermine le siége et la nature de la chlorose.*

Les bornes de ce mémoire ne nous per-

mettant pas de nous livrer à une discussion
approfondie des faits que nous avons recueillis sur cette maladie, nous ne pouvons
que renvoyer à notre *Traité pratique des
maladies chroniques*, déjà annoncé, et dont
la publication n'est momentanément retardée
que par des causes indépendantes de notre
volonté : nous espérons y avoir établi, d'une
manière satisfaisante, que la maladie désignée
sous le nom de *chlorose*, n'est, en réalité,
que la maladie décrite par nous sous le nom
d'*acholéorrhée*. Outre l'analogie des symptômes, nous pourrions invoquer le résultat
de l'ouverture du cadavre de trois *chloroti-
ques*, mortes durant le cours de cette affection. Deux épileptiques, ayant succombé dans
le cours de la même année, à une hémor-
ragie cérébrale, survenue dans la violence
des accès épileptiques, nous ont présenté
cet état particulier de la bile aqueuse, albu-
mineuse, presque entièrement privée de sa
matière colorante, insipide, avec une blan-
cheur remarquable de l'estomac, et des intestins grêles ; le côlon renfermait des matières fécales dures, blanchâtres, ayant l'aspect de la terre glaise. La troisième, dans
un état d'aliénation mentale, avait succombé
au huitième jour d'une péripneumonie.
Outre cet état de la bile, le foie était plus

volumineux, plus mou que dans l'état naturel, et présentait un aspect graisseux bien remarquable. Les causes les plus ordinaires de cette affection, jusqu'ici à-peu-près méconnue, nous ont paru être les affections morales tristes, prolongées, les longs jeûnes, une vie sédentaire, etc.

Un dernier trait de ressemblance qui nous semble rapprocher ces deux affections, c'est l'efficacité dont jouissent les Éaux minérales de Cransac dans l'*acholéorrhée* et dans la *chlorose;* tous les malades auxquels nous avons eu occasion de les prescrire en ont éprouvé les plus heureux effets.

L'Eau des deux sources peut être employée dans cette maladie ; quelquefois on les mêle, pour les rendre plus actives. Un petit nombre de malades peu irritables, et dont l'estomac débilité ne peut supporter qu'une petite quantité d'Eau, sont obligés de boire celle de la source forte seule, qui, à petite dose de quatre à cinq verres, produit un effet suffisant.

Chez plusieurs malades, par suite des mauvaises digestions, auxquelles ils sont si exposés, il survient un état d'irritation, de phlogose de l'estomac, avec un mouvement fébrile plus ou moins vif ; ce n'est qu'après avoir calmé, par les sangsues, les émolliens,

la diète , etc. , etc. , ce mouvement fébrile ,
que l'on doit permettre l'usage de nos Eaux.

Une jeune demoiselle du département de
Tarn-et-Garonne , atteinte depuis plusieurs
mois d'une chlorose , avec aménorrhée , avait
été confiée aux soins éclairés de M. Viguerie.
Après un mois de traitement , qui avait produit une légère amélioration , ce praticien
recommandable , le Dupuytren de nos contrées
méridionales , crut devoir l'envoyer à nos
Eaux minérales. La malade y arriva vers la fin
du mois de juillet 1827 , dans l'état suivant :
la face était pâle , bouffie , les extrémités
inférieures œdematiées jusqu'au genou ; la
malade , très-faible , ne pouvait faire aucun
exercice sans être soutenue ; l'appétit , presque nul , ne lui permettait de prendre que
quelques bouillons , du chocolat ; les alimens
solides n'étaient digérés qu'avec peine ; ses
repas étaient suivis d'un développement considérable de gaz , avec tension du ventre ,
coliques qui se dissipaient après une éruption
de ventre par le haut , qui incommodaient
beaucoup la malade ; les selles étaient rares ,
grisâtres , de couleur d'argile. Après quelques
jours de repos , la malade fut mise à l'usage
des Eaux de la source forte , qu'elle préféra à
celles de la source douce ; la dose en fut
portée graduellement jusqu'à neuf verres pris

dans la matinée, de quart-d'heure en quart-d'heure. Un exercice modéré, d'abord à cheval et ensuite à pied, seconda puissamment l'effet des Eaux ; l'appétit ne tarda pas à se faire sentir et les digestions à s'améliorer. Les règles, qui n'avaient pas coulé depuis plusieurs mois, parurent, ce qui obligea la malade à suspendre les Eaux pendant quelques jours. A son départ, l'amélioration de sa santé était telle, qu'une guérison entière n'a pas dû se faire long-temps attendre.

Une demoiselle du département du Cantal qui, outre une chlorose portée à un très-haut degré, éprouvait une leucorrhée très-abondante, ne retira pas de moins heureux effets de nos Eaux minérales ; le soulagement qu'elles lui procurèrent, après en avoir usé pendant une douzaine de jours, l'engagea à en emporter chez elle une certaine quantité, pour en reprendre l'usage vers la fin de l'été. Pendant trois années consécutives, cette malade s'est rendue aux Eaux de Cransac, et a dû à cette constance dans l'usage d'un remède aussi énergique, d'être entièrement délivrée d'une maladie grave, de la guérison de laquelle elle avait plusieurs fois désespéré.

Nous saisirons cette occasion pour faire observer que l'on ne doit pas s'attendre à une guérison complète d'une affection constitu-

tionnelle qui date souvent de plusieurs années,
en huit ou dix jours d'usage des Eaux minérales ; pour obtenir un aussi heureux résultat,
ce n'est pas trop que d'en continuer l'usage
pendant quinze , vingt jours et même un mois,
et cela pendant plusieurs saisons consécutives.
Une remarque qui n'est pas moins importante,
c'est que beaucoup de maladies chroniques,
palliées ainsi durant plusieurs années, par un
traitement incomplet, finissent par devenir in-
curables; tandis qu'il eût été facile d'obtenir
une guérison radicale en persistant pendant
un temps convenable dans un traitement ap-
proprié.

L'inconstance des malades est peut-être le
plus grand obstacle à la guérison des maladies
chroniques. Que de faits ne pourrions-nous
pas citer à l'appui de cette proposition ! Com-
bien de malheureux n'avons-nous pas vu se
lasser, en peu de jours, d'un traitement méthodique dont le résultat plus ou moins pro-
chain eût été une guérison solide, pour se
livrer à des charlatans cupides, dont l'ignorance tient toujours en réserve un spécifique
pour les dupes de leurs promesses fallacieuses
et toujours mensongères !

Des Calculs biliaires.

Plusieurs faits nous ont convaincu de l'utilité que l'on peut retirer des Eaux minérales de Cransac dans quelques circonstances des affections calculeuses du foie ; ce n'est pas que nous les croyons propres à dissoudre les calculs biliaires ; mais l'observation nous a appris que leur usage, long-temps continué, peut modifier avantageusement la sécrétion de la bile, rendre la présence de ces concrétions moins incommode, et en favoriser l'expulsion. Parmi les faits que nous pourrions rapporter nous choisirons le suivant :

La femme Pouds, de la commune de Flagnac, était depuis plusieurs années sujette à des coliques très-violentes qui avaient plusieurs fois compromis son existence ; les saignées, les bains tièdes, procuraient du soulagement ; mais la cessation des douleurs n'était complète que lorsque la malade avait rendu, par les selles, des calculs biliaires, dont quelques-uns égalaient presque le volume d'une fève de marais. Malgré tous les remèdes employés par notre savant confrère feu B.-Murat, les accidens se reproduisaient plusieurs fois dans l'année. Cette malade nous ayant consulté pour savoir si elle ne pourrait pas boire les Eaux

minérales, nous crûmes devoir les lui conseiller, après avoir fait précéder une saignée
du bras et quelques bains tièdes. Pendant leur
usage, la malade rendit un grand nombre de
petits calculs biliaires, ce qui fut suivi d'un
grand soulagement ; ce premier succès engagea
la malade à boire les Eaux pendant plusieurs
années consécutives ; le retour des coliques
hépatiques fut éloigné au point que, dans deux
ans, la malade n'en éprouva qu'un seul accès,
bien moins intense que les précédens. Cette
femme a depuis succombé au troisième jour
d'une double péripneumonie, qui débuta avec
une diarrhée abondante. Nous avons vu aussi
à Cransac trois autres malades chez lesquels
les Eaux ont procuré l'expulsion de plusieurs
concrétions biliaires, et qu'elles ont ainsi délivrés de plusieurs accidens qui paraissaient se
rattacher à la présence de ces productions
morbides.

Ces faits, joints à beaucoup d'autres, nous
portent à considérer les Eaux minérales de
Cransac comme un des moyens les plus efficaces pour modifier la sécrétion biliaire, surtout lorsque les altérations que la bile éprouve
dérivent d'un état de faiblesse, d'atonie. L'impression tonique excitante que ces Eaux exercent sur l'estomac et le duodénum, se transmet
facilement au foie et va en réveiller l'activité

engourdie ; par leur usage, la bile se fonce
en couleurs ; en peu de jours, les déjections
alvines changent de caractère et présentent
une teinte bronzée, due à la présence d'une
bile mieux élaborée.

Des Affections bilieuses.

L'expérience a si bien démontré l'utilité des
Eaux minérales de Cransac, comme prophylactique, dans les affections bilieuses en
général, qu'au premier bruit de l'apparition
de la dyssenterie ou de la fièvre bilieuse,
les habitans des communes voisines accou-
rent en foule à la fontaine, sans se donner
la peine de consulter leur médecin.

C'est surtout dans le début de la dyssenterie bilieuse, qu'elles rendent d'éminens
services. Le pays doit à ces sources précieuses
d'avoir été garanti de nombreuses épidémies
de dyssenterie bilieuse, qui ont exercé leurs
ravages sur des communes trop éloignées pour
mettre à profit cet heureux préservatif.

Mais, pour en obtenir de bons effets,
on doit y avoir recours dès le début, avant
que la fièvre soit survenue ; lorsque le pouls
est fréquent, accompagné de sécheresse, de
chaleur à la peau, soif, douleurs vives dans
quelques points de l'abdomen, il est déjà

trop tard ; dans cet état, elles ne peuvent qu'aggraver la maladie. C'est parce que les malades ne savent pas faire cette importante distinction ; c'est parce qu'ils ne savent pas saisir le moment opportun, que l'on en voit annuellement plusieurs se plaindre des mauvais effets des Eaux ; elles ne sont pas moins nuisibles dans les années où la dyssenterie est purement inflammatoire ; mais, dans nos contrées, c'est le cas le plus rare.

L'efficacité dont jouissent nos Eaux, comme préservatif de la dyssenterie bilieuse, nous a suggéré une pratique au moyen de laquelle nous avons bien souvent arrêté la dyssenterie dans les trois premiers jours de son début : lorsque nous sommes appelé dans des lieux trop éloignés pour que les malades puissent se procurer de l'Eau minérale en temps utile, nous faisons dissoudre, dans un litre de petit lait ou d'eau d'orge :

Sulfate de soude............ 7 drachmes.
Poudre tempérante laxative... 1 drachme.

Les malades en boivent un verre tous les quarts-d'heure, dans la matinée ; dans l'après-midi, ils font usage d'un

Julep avec émulsion simple.... 12 onces.
Eau de fleur d'oranger........ 1 once 1/2.
— de laitue .... 2 onces.
Sirop diacode .... 1 once.

pour une potion que le malade consomme
dans l'après-midi, par cuillerées, d'heure en
heure. Deux ou trois jours suffisent ordinairement pour arrêter la dyssenterie ; on insiste
ensuite sur les émolliens, les mucilagineux,
jusqu'à ce qu'il n'existe plus aucune trace d'irritation.

Des Calculs urinaires.

La gravelle est une affection rare dans nos
contrées méridionales ; cependant quelques
observations attestent l'utilité des Eaux de
Cransac dans les affections calculeuses des
reins et de la vessie; notre savant confrère,
feu B.-Murat, en avait recueilli plusieurs.

« Dans les métastases de l'humeur goutteuse,
dit-il, intéressant les reins et les voies uri-
naires, sans inflammation ni attaque néphré-
tique décidée, les urines charriant beaucoup
de sédiment bourbeux ou entraînant des graviers, les Eaux de Cransac qui, alternativement de jour entre autre, lâchent le ventre
ou passent par les urines, sont un remède efficace. » (*Page* 42.)

Nous avons vu aussi à Cransac un malade
des environs de Conques, chez lequel nous
avons constaté, il y a dix ans, l'existence d'une
pierre dans la vessie ; le malade s'étant refusé

4

à l'opération de la taille que nous lui proposâmes, fait annuellement usage de nos Eaux minérales; elles lui procurent un tel soulagement, qu'après les avoir bues il passe ordinairement plusieurs mois sans se souvenir de la pierre.

Ce sont les Eaux de la source douce qui doivent être employées dans ces circonstances; on est même souvent obligé de les adoucir avec le petit-lait, le bouillon de veau, de poulet, ou le lait d'amandes, etc.

Les Eaux de Cransac peuvent donc être considérées comme un utile palliatif dans les affections calculeuses des reins et de la vessie; lorsque les graviers ont peu de volume, elles facilitent leur expulsion; leur utilité devient plus considérable en les alternant avec les bains tièdes, chez les personnes irritables. On doit combattre les symptômes inflammatoires qui se manifestent du côté de la vessie, au moyen des sangsues appliquées à l'anus ou au périnée. Le régime végétal dont le savant Magendie a si bien démontré l'utilité, ne doit pas être négligé.

Des Fièvres intermittentes, des Rhumatismes chroniques, de la Goutte atonique.

Nous réunissons ces différentes affections

sous ce même paragraphe, parce que l'efficacité des Eaux minérales de Cransac est si généralement reconnue, qu'il serait inutile d'insister longuement sur les avantages qu'elles offrent à cette classe si nombreuse de malades qui forment l'immense majorité de ceux qui fréquentent cet établissement. C'est surtout lorsqu'il s'agit de dissiper quelque engorgement des viscères abdominaux, suite si ordinaire des fièvres intermittentes prolongées ou qui ont récidivé plusieurs fois, qu'elles offrent une ressource précieuse et bien supérieure à tous les moyens pharmaceutiques.

C'est l'Eau de la source douce qui est le plus généralement employée et presque toujours à dose purgative.

Des Maladies nerveuses.

Les affections nerveuses tiennent à des causes si nombreuses, si variées, qu'elles ne sauraient trouver toutes un remède également efficace dans les Eaux minérales de Cransac ; nous devons donc signaler ici les différentes variétés de ces maladies susceptibles d'être avantageusement combattues par leur usage.

De la Paralysie.

Ces Eaux salutaires se sont montrées émi-

nemment utiles dans différens cas de paraly-
sie, notamment dans celle qui a son siége
dans les nerfs propres des muscles paralysés ;
nous avons vu aussi à Cransae plusieurs hémi-
plégiques chez lesquels la maladie paraissait
devoir être rapportée à quelque altération scrofuleuse de l'encéphale ou de ses dépendances,
recouvrer, à la suite d'un long usage de nos
Eaux, plus de force et de souplesse dans les
membres affectés.

Dans différens cas d'apoplexie, poùrvu qu'il
n'y ait pas de pléthore sanguine, chez les
personnes d'un embonpoint excessif, d'un
tempérament très-lymphatique, nous les avons
encore vu produire d'heureux effets. Chez les
malades d'un tempérament lymphatico-san-
guin, nous avons obtenu les plus heureux résultats, en faisant dissoudre dans une livre de
petit-lait bien clarifié six gros sulfate de soude
et un gros poudre tempérante laxative de
Bouillon-Lagrange, que l'on étend sur toute
la quantité d'Eau que le malade doit boire
dans la matinée ; cette addition les rend beaucoup plus purgatives et plus diurétiques ; nous
ne connaissons pas de moyen plus efficace
pour obtenir la résolution des engorgemens
séreux, lymphatiques, qui s'opèrent sur le
trajet des nerfs, et deviennent cause du si
grand nombre d'affections paralytiques.

De la Migraine , ou Hémicranie , Névralgie temporo-
cranienne.

La migraine est une maladie sur la nature
et le siége de laquelle il règne encore beaucoup de vague et d'incertitude ; chaque médecin s'en forme , pour ainsi dire , une
opinion différente , suivant le caractère do-
minant des observations qu'il a eu occasion
d'en recueillir. C'est peut-être à l'insuffi-
sance de nos connaissances sur la nature de
cette affection , que doit être attribuée l'in-
efficacité des divers traitemens que l'on a
cherché à lui opposer.

Entreprendre d'éclaircir ici l'histoire si
compliquée de la migraine , nous éloignerait trop de notre but ; on en trouvera dans
notre Traité déjà cité un exposé aussi com-
plet que le permet l'état actuel de la science.

Il suffira à l'objet que nous nous propo-
sons ici , qui est de faire connaître l'utilité
des Eaux de Cransac, dans le traitement
de cette maladie , d'ajouter que nous la con-
sidérons comme une névralgie susceptible
de se présenter sous différentes formes , et
d'être provoquée par des causes tantôt di-
rectes ou idiopathiques , tantôt indirectes
ou sympathiques. Ce dernier cas est peut-être
le plus ordinaire.

Ce n'est que lorsque la migraine est liée à quelque dérangement des fonctions digestives, ou à une lésion non inflammatoire de la sécrétion biliaire, que les Eaux de Cransac offrent une ressource précieuse. De tous les moyens proposés contre cette maladie, nous n'en connaissons pas de plus réellement utile, que l'usage, bien ordonné et souvent répété, de l'Eau de la source douce. Parmi les nombreux malades auxquels nous avons eu occasion de la prescrire, deux seulement paraissent n'en avoir retiré aucun avantage : tous les autres ont vu leurs accès s'éloigner et perdre, en même temps, de leur violence. Plusieurs paraissent en avoir été entièrement délivrés.

Nous nous abstiendrons de rapporter des observations particulières, à l'appui de ce que nous avançons relativement à l'utilité des Eaux de Cransac dans la migraine sympathique. Notre conviction est telle, que nous pensons que nos confrères nous sauront gré de leur avoir signalé un moyen dont une longue expérience nous a démontré l'éminente efficacité.

De l'Automanie ou Hypochondrie.

Il est peu de maladies sur lesquelles on

ait autant écrit , et sur la nature et le siége de laquelle on soit moins d'accord , que l'hypochondrie. Tous les écrivains qui se sont occupés , de nos jours, de cette importante névrose , ont été frappés du vague , de l'incohérence des opinions des anciens sur cette maladie. Ils n'ont pas moins senti la nécessité d'en rectifier la nomenclature. Mais ont-ils été heureux dans le choix des noms nouveaux qu'ils proposent de lui imposer ?

L'examen de cette question nous éloignerait trop de l'objet spécial de ce mémoire ; nous dirons seulement que les noms de *névropathie*, d'*encéphalo-pathie*, de *névrataxie-cérébro-ganglionnaire*, proposés récemment , ne nous paraissent pas donner une idée exacte de l'hypochondrie.

Pour saisir le véritable caractère de cette maladie, il faut embrasser sous un même point de vue l'ensemble des faits recueillis jusqu'à ce jour sur cette névrose. C'est par ce procédé que l'on découvre en même temps, et la cause de tant d'opinions erronnées sur le siége et la nature de cette affection , et les moyens de les rectifier.

Deux ordres de phénomènes se présentent dans l'histoire de l'hypochondrie : les uns mobiles , variables et changeans, consistent dans des désordres des fonctions vitales , qui paraissent et disparaissent, dans le cours de la maladie, chez le même malade ; se montrent chez l'un et non pas chez l'autre : chez celui-ci, ce sont des dérangemens dans les fonctions digestives, des flatuosités, un sentiment de tension, de gonflement dans les hypochondres ; chez celui-là, des troubles dans les organes de la circulation, des palpitations, des battemens dans la région du cœur ; des bruissemens, des bourdonnemens dans les oreilles ; un troisième accuse des douleurs vagues, des sensations bizarres, insolites, etc.

Les autres, au contraire, constans, invariables, se montrent dans tous les faits d'hypochondrie, avec quelque légère différence seulement dans leur intensité.

C'est une tendance, ou plutôt un penchant irrésistible, qui entraîne le malade à s'occuper sans cesse de lui-même ; c'est cette srupuleuse attention avec laquelle il observe, recueille tout ce qui se passe en lui, jusqu'aux plus faibles oscillations de ses fibres, si sensibles, si irritables ; jusqu'aux sensations les plus légères, les plus fugaces, et qui passeraient inaperçues pour tout autre qu'un *observationiste* comme l'hypochondriaque.

Le moi est *l'idée fixe* de l'hypochondriaque. Parcourez les maisons de santé, allez dans

les hôpitaux , interrogez les tristes victimes
de l'hypochondrie , et , au milieu des plain-
tes , aussi nombreuses que variées , dont vous
serez accablé , vous ne tarderez pas à être
frappé de cette *manie* qui leur est commune
à tous, et qui les porte à se recueillir , à
observer continuellement , et , par suite , à
s'exagérer les maux qu'ils souffrent , à réaliser
sur eux-mêmes toutes les affections dont ils
entendent le récit.

C'est cette disposition constante de l'esprit , quelle que soit d'ailleurs la diversité
des lésions physiques qui l'accompagnent ,
et qui souvent la déterminent , qui constitue
le véritable caractère de l'hypochondrie. Cette
maladie n'est , en réalité , qu'une véritable
monomanie : c'est *la manie de soi-même*;
c'est l'égoïsme personnifié. Sa place naturelle
est à côté des autres espèces de monomanie
si bien décrites par le savant M. Esquirol ,
auquel l'histoire des maladies nerveuses doit
tant et de si importans travaux.

Le nom d'*automanie* , que nous propo-
sons , nous paraît également propre à dé-
signer la tendance qu'ont les malades à s'occuper d'eux-mêmes , l'état d'erreur, d'illusion
où ils sont habituellement , relativement à
leur santé ; et à exprimer, par conséquent,
le *véritable caractère* de la maladie. Ces idées ,

que nous ne pouvons développer ici que d'une manière bien incomplète , n'ont pas uniquement pour but un changement de nom : elles doivent modifier la thérapeutique de cette maladie , comme l'on pourra s'en convaincre après en avoir lu l'histoire dans notre *Traité pratique des maladies nerveuses.* Nous ne dirons donc pas aux *automanes ,* avec *Montanus : Fuge medicos et medicamina :* fuyez les médecins et les remèdes ; nous leur dirons , au contraire : Faites choix d'un médecin éclairé ; évitez les charlatans, toujours prêts à vous répondre d'une guérison prompte , et à vous vendre bien cher un *spécifique* pour chacun des maux que vous accuserez.

Nous leur dirons : Voyagez , fréquentez les Eaux minérales ; vous trouverez dans celles de Cransac une des ressources les plus précieuses que la thérapeutique puisse vous offrir. Elles sont également propres à rétablir les fonctions de l'estomac blasé par les excès de l'intempérance, à dissiper les flatuosités , les engorgemens des viscères abdominaux , qui font le tourment , et souvent le désespoir d'un grand nombre d'hypochondriaques ; elles ne sont pas moins utiles lorsqu'il s'agit de favoriser la circulation dans le système veineux abdominal , si souvent

languissante , embarrassée dans l'hypochondrie , et à rétablir le flux hemorrhoïdal ,
écoulement si salutaire aux hypochondriaques. C'est dans ces circonstances qu'elles
produisent des effets que plusieurs malades
qualifient de *merveilleux.* Parmi les malades
auxquels nous avons donné des soins , nous
citerons M. G...us , de Bordeaux , également
ment recommandable par ses connaissances ,
et par les excellentes qualités de son cœur.
Cet intéressant malade qui , depuis plusieurs
années , fréquente les Eaux de Cransac , avait
inutilement épuisé toutes les ressources médicales de sa ville , couru sans plus de succès
les nombreuses sources des Pyrénées. Ce
n'est, dit–il , qu'aux Eaux de Cransac , qu'il
a dû d'être entièrement délivré d'un engorgement des viscères abdominaux , et des idées
noires qui l'affligeaient. Sa constance , son
exactitude , sa méthode de boire les Eaux ,
devraient servir de modèle à tous ceux qui
veulent obtenir les mêmes résultats. Ce n'est
pas seulement huit jours que M. G...us passe
à Cransac ; c'est ordinairement un mois ou
six semaines , suspendant de temps en temps
l'usage des Eaux et secondant leur effet
par un exercice à pied , proportionné à ses
forces , un régime aproprié et toujours sobre.

De la Leucorrhée.

La leucorrhée est une des maladies les plus désagréables dont les femmes puissent être affectées ; si elle abrège rarement la durée de la vie, elle rend toujours leur existence pénible.

La femme qui en est atteinte compte à peine quelques jours heureux et exempts de souffrances.

Un sentiment presque habituel de défaillance, des tiraillemens au creux de l'estomac, des digestions lentes, pénibles, accompagnées de la production de gaz qui gonflent, distendent l'estomac, les intestins ; des douleurs dans la région lombaire, un sentiment de lassitude, de fatigue dans tous les membres ; un état presque habituel d'inquiétude, d'anxiété : tel est le triste cortége de maux qui accompagne pour l'ordinaire cette fâcheuse maladie. Ce qui ajoute encore à ce qu'elle a de pénible, de rebutant, c'est la difficulté que l'on éprouve à la guérir.

De tous les moyens qu'offre la matière médicale, les Eaux de la source forte, prises à petites doses, long-temps continuées et reprises fréquemment, me paraissent les plus efficaces. Si dans tous les cas elles n'opèrent pas une guérison radicale, presque toujours

les malades leur doivent une amélioration considérable , qui rend presque nuls pour elles
les inconvéniens attachés à une perte peu abondante.

Ce que nous avons déjà dit sur les propriétés de cette source suffit pour faire préjuger
les avantages que l'on peut en retirer dans les
hémorrhagies passives, l'aménorrhée atonique, maladies dans lesquelles elle rend les
mêmes services que dans la leucorrhée.

Chez les personnes nerveuses, irritables, il
est souvent utile de les adoucir avec de l'eau
de tilleul, le bouillon de poulet, de veau ;
souvent, dans ces circonstances, nous admi-
nistrons aux malades, le soir, au moment du
coucher, quelques gros de sirop diacode dans
un looch blanc, ce qui contribue beaucoup à
calmer l'excitation nerveuse, leur procure une
nuit tranquille , un sommeil réparateur.

Des Affections vermineuses.

L'expérience a depuis long-temps démontré
l'efficacité des Eaux de Cransac dans les différentes affections vermineuses. Il est rare que
les lombricoïdes résistent à leur action, continuée pendant plusieurs jours, à dose purgative ; mais leurs effets ne se bornent pas à
l'expulsion des vers; elles ont, en outre, le

précieux avantage de corriger cette disposition
vicieuse des organes digestifs, qui favorise
le développement de ces incommodes para-
sites. Il est rare qu'elles provoquent l'expulsion
du tœnia en entier ; mais la propriété qu'elles
ont d'en expulser quelques portions, en fait
un moyen précieux de diagnostic, dont nous
manquons rarement de nous servir, lorsque
nous avons des motifs de soupçonner la présence du ver solitaire ; leur action paraît fatiguer beaucoup le tœnia; elle assure l'effet
des anthelminthiques, qui ne manquent presque jamais lorsqu'on les administre après quelques jours d'usage des Eaux minérales.

Qu'il nous soit permis de déplorer la mal-
heureuse facilité avec laquelle quelques médecins prodiguent, sur les plus légers soupçons,
les vermifuges les plus énergiques, les plus
irritans ; nous avons compté, en peu de temps,
vingt-deux malades atteints d'une affection
nerveuse des organes digestifs bien connue,
simulant la présence des vers, et chez lesquels
on avait, sur de simples présomptions, pro-
digué les vermifuges les plus actifs, sans autre résultat que d'aggraver les accidens.

Aucun de ces malades n'avait rendu de
tœnia, soit avant, soit après l'emploi des anthelminthiques ; les symptômes les plus remarquables qu'ils nous ont présentés étaient

bien insuffisans pour indiquer la présence du ver solitaire. Ils consistaient dans un sentiment de réplétion, de tournoiement dans le conduit intestinal, des dérangemens dans les fonctions digestives, des grouillemens dans les intestins ; plusieurs présentaient tous les symptômes de l'hypocondrie.

Un petit nombre de ces malades ont éprouvé les plus heureux effets du bouillon de poulet, du lait d'anesse, que nous leur avons prescrit.

Les Eaux de Cransac n'ont été avantageuses qu'à cinq ou six de ces malades, à cause de la vive susceptibilité du canal intestinal ; le plus grand nombre ont été obligés de les mitiger avec le bouillon de veau.

De la Manière de boire les Eaux.

Il ne suffit pas de prendre un médicament pour en obtenir tous les bons effets qu'il peut produire, il faut encore le prendre à propos et à une dose convenable. C'est pour avoir négligé ces simples précautions, que l'on voit tous les jours les moyens les plus énergiques échouer complètement, et quelquefois même donner lieu à des résultats entièrement opposés à ceux que l'on était dans le droit d'en attendre.

Les Eaux minérales ne doivent donc pas

être bues au hasard, sans règle et sans méthode. Pour assurer leur succès, il y a plusieurs conditions essentielles à remplir et que l'on peut rapporter à trois principales : elles consistent dans le choix de la saison la plus favorable, du moment le plus opportun, et à proportionner la dose des Eaux au tempérament, à l'âge du malade, et à l'effet tonique ou purgatif que l'on veut obtenir.

1° Les Eaux minérales de Cransac peuvent être fréquentées depuis les premiers jours de mai jusqu'à la fin de septembre ; néanmoins, le moment le plus propice pour les personnes qui peuvent disposer de leur temps, c'est dans le mois de juin et de juillet ; on jouit alors d'une température plus douce, plus constante et plus uniforme qu'à aucune autre époque de l'année. On n'a pas à craindre ces variations brusques de température, qui sont si fréquentes dans les mois d'août et de septembre, et qui donnent lieu à des rhumatismes, des catharres pulmonaires, etc. Les personnes qui se rendent à Cransac, dans cette dernière saison, ne doivent pas négliger de se pourvoir de leurs habits d'hiver.

2° Le choix du moment où le malade est le mieux disposé pour la réussite des Eaux, n'est pas moins important que celui de la saison ; malheureusement c'est la précaution la plus négligée; les personnes atteintes de quelqu'affection grave ne devraient jamais boire des Eaux aussi actives que celles de Cransac, sans avoir pris l'avis d'un médecin éclairé; c'est le seul moyen d'éviter des accidens, quelquefois très-graves, qui peuvent résulter de l'usage intempestif de nos Eaux. Quant aux personnes qui boivent les Eaux seulement comme prophylactique, elles doivent s'assurer, avant d'en commencer l'usage, qu'il n'y a pas de fièvre, ni d'irritation considérable dans les organes de la respiration, de la circulation, et que les voies digestives sant en bon état. Celles qui sont sujettes aux maux de tête avec vertiges, bourdonnement des oreilles, ne devraient se mettre à l'usage de nos Eaux qu'après avoir combattu ces accidens par des évacuations sanguines convenablement pratiquées.

3° La dose des Eaux doit être différente suivant l'âge, le sexe, le tempérament, et suivant l'indication que l'on a à remplir.

La dose de la source basse est de quatre à six verres pour les enfans de dix ans et au-dessous; pour les femmes et les personnes d'une faible constitution, en général, la quantité d'Eau nécessaire pour obtenir une purgation modérée, varie d'un litre et demi à deux litres; les hommes d'une forte constitution en boivent depuis trois litres jusqu'à cinq ; quelques montagnards en portent même la dose jusqu'à huit et dix litres sans inconvénient ; néanmoins, ce serait une erreur de croire que les avantages que les Eaux procurent soient en raison de la quantité que l'on en boit ; bien loin de là, toute dose excessive est plus nuisible qu'utile, n'eût-elle d'autre inconvénient que de fatiguer inutilement les organes.

La dose de la source forte, comme tonique, varie depuis quatre jusqu'à dix verres ; comme purgatif, on peut en porter la dose jusqu'à trois litres, rarement on dépasse cette quantité ; le plus souvent on en boit cinq ou six verres après les premiers pris de la source basse ; cette pratique est utile aux buveurs que cette dernière n'évacue pas suffisamment.

C'est dans la matinée et à jeun, que doivent être bues nos Eaux minérales ; il convient de les prendre par verres, de dix minutes en dix minutes, ou tous les quarts-d'heure. Les doses peuvent être plus ou moins rapprochées ou éloignées, suivant qu'elles passent avec plus ou moins de promptitude et de facilité ; mais il est toujours avantageux de ne pas trop surcharger l'estomac ; il n'y a pas d'année que nous ne soyons appelés à remédier à des accidens uniquement produits par une trop grande quantité d'Eau bue à la fois.

Il est avantageux que le buveur ne *sente pas son estomac* ; toutes les fois qu'il éprouve un sentiment de pesanteur, d'anxiété au creux de l'estomac, qu'il survient de la céphalalgie, on peut être assuré qu'il y a une surcharge de l'estomac. Il convient alors d'éloigner les prises d'Eau ; et si cela ne suffit pas pour dégager l'estomac, l'on doit boire un verre de bouillon très-chaud, que l'on peut répéter plus ou moins souvent, suivant le besoin, en le buvant alternativement avec l'eau ; cette méthode nous paraît préférable à celle de mêler le bouillon avec l'Eau, ce qui forme une boisson tiède, graisseuse, plus propre à affaiblir qu'à fortifier l'estomac.

Chez un certain nombre de buveurs, les Eaux ne passent que difficilement, parce que l'estomac n'est pas assez excité. Il suffit, dans ce cas, de boire quelques verres de la source forte, ou d'ajouter à l'Eau de la source basse quelques gros de sel d'epsom ou de glauber, pour obtenir les évacuations convenables, et se débarrasser du sentiment de malaise, d'anxiété, qui se manifeste toutes les fois que les Eaux ne passent pas.

Durant la boisson de l'Eau, les malades doivent se livrer à un exercice modéré à pied ou à cheval, et se garantir avec soin du froid et de l'humidité.

Une quatrième condition , qui n'est pas moins propre que les autres à assurer le succès des Eaux minérales , et que nous ne saurions assez recommander aux malades auxquels nos Eaux peuvent être utiles , c'est d'aller les boire sur les lieux , à la source même. C'est une grande erreur de croire que , transportées au loin , et bues au milieu des embarras et des tracasseries du ménage , elles produisent les mêmes effets. Les médecins qui, de nos jours, s'élèvent avec le plus de force contre l'usage des Eaux minérales en général , ne peuvent s'empêcher de reconnaître les avantages qui résultent , pour les malades , du voyage , des distractions qu'il procure , du changement d'air et de régime. Ces avantages sont tels , qu'il est douteux que l'on parvienne jamais à faire oublier entièrement les services que ces établissemens rendent à l'humanité.

On ne peut se dissimuler que la multiplication excessive et toujours croissante des sources d'Eaux minérales , n'ait des inconvéniens réels : elles occasionent des déplacemens longs et coûteux, une perte de temps considérable , d'autant plus nuisible à l'agriculture , qu'elle a lieu dans la saison des récoltes. Les manufactures ne souffrent pas moins de la privation des bras nécessaires à leur prospérité.

On conçoit que, dans un siècle éminemment *positif et calculateur,* où les hommes
ne sont estimés que d'après ce qu'ils rapportent à l'Etat, où, suivant le calcul très-po-
sitif d'un géographe, la valeur politique d'un
Anglais est de 108 fr., tandis que celle d'un
Français ne peut guère être évaluée qu'à 30
fr. 90 c. ; on conçoit, dis-je, que ce soient
là des inconvéniens majeurs. Mais l'abus d'une
chose suffit-il pour en faire proscrire l'usage ?
Le médecin doit-il d'ailleurs entrer dans le
calcul grossier de l'égoïsme ?

Du Régime des buveurs.

Le régime est un des moyens les plus puis-
sans que la médecine puisse opposer aux maladies chroniques : souvent il suffit, à lui
seul, pour procurer une guérison radicale ;
dans tous les cas, il est un puissant auxiliaire
que l'on ne doit jamais négliger.

Mais ce mot ne désigne pas seulement l'u-
sage plus ou moins bien réglé des boissons et
des alimens ; il comprend encore l'ensemble
des habitudes capables d'influer sur l'économie
animale.

Régime alimentaire. --- Il est peu de loca-
lités aussi favorablement situées que Cransac,
sous le rapport de la vie animale ; l'excellence

du mouton que l'on y consomme est généralement connue ; le veau n'y est pas moins sa-
voureux ; la volaille, le gibier n'y sont pas
rares ; le voisinage du Lot donne la facilité
de se procurer, à peu de frais, du bon pois-
son. L'usage des Eaux minérales de Cransac
faisant supposer les organes digestifs en assez
bon état, les malades ne sont pas astreints à une
diète sévère, ils peuvent même se permettre
des alimens assez variés : seulement, il importe que chacun choisisse ceux qui lui conviennent le mieux, qui passent le plus facilement. Les sauces, les ragoûts toujours plus
ou moins salés et épicés, la pâtisserie, conviennent généralement peu aux buveurs et ne
peuvent être permis qu'aux estomacs forts et
robustes. On doit préférer les viandes bouil-
lies, rôties ou grillées; les fruits bien mûrs
de la saison ne doivent pas être négligés.

Une attention que l'on doit surtout avoir
quand on veut retirer quelqu'avantage des
Eaux minérales, c'est de ne pas faire des repas
trop copieux ; une seule digestion laborieuse
suffit pour entraver l'action des Eaux pendant
plusieurs jours.

Les buveurs font ordinairement deux repas
par jour, l'un à onze heures du matin, l'autre
à six heures du soir; ils suffisent au plus grand
nombre. Il y a cependant une classe assez

nombreuse de malades, affaiblis par des maladies longues, des excès de tout genre, et qui ne pourraient sans inconvénient être soumis à une diète aussi prolongée. Ces malades doivent prendre, une demi-heure après la boisson de l'Eau, une bonne soupe, une crême de riz et quelques demi-verres de vin blanc ou de vin de Bordeaux : c'est le moyen d'assurer une bonne digestion du dîner.

Du sommeil. — Les buveurs ne doivent rien négliger pour se procurer un sommeil calme et tranquille ; le *bien dormir* ne leur est pas moins utile que le *bien digérer.* Le corps n'est jamais mieux disposé à l'action des Eaux qu'après un sommeil réparateur. Nous ne saurions donc trop nous élever contre l'usage où sont un grand nombre de buveurs, de pousser leurs jeux, la danse jusques bien avant dans la nuit ; aux inconvéniens de l'insomnie, se joint un état d'épuisement, de lassitude, de fatigue, qui les met dans l'impossibilité de supporter le lendemain l'action des Eaux ; aussi est-il très-rare que ces personnes en retirent quelques avantages. Ces veilles excessives n'influent pas moins sur le moral que sur le physique ; la privation du sommeil rend triste, mélancolique, hargneux ; et c'est avec raison qu'un poète a dit que,

C'est du sein des tranquilles nuits
Que naissent les jours sans nuages.

Les excès de tout genre, toujours si nuisibles à la santé, ont des suites bien plus fâcheuses encore pendant l'usage des Eaux minérales.

La jeunesse, toujours trop portée à abuser d'une santé florissante qui semble devoir durer toujours, et dont on ne connaît bien le prix qu'après en avoir perdu les avantages, ne devrait jamais oublier,

> Qu'en moissonnant trop tôt les roses du bel âge,
> On n'en recueille point les fruits.
> . . . .
> Plus la vie est tranquille, et plus sa faible trame
> Echappe au ciseau d'Atropos.

La saison des Eaux doit être, pour les buveurs, un temps de calme et de relâche. Il convient de faire trève avec toute occupation sérieuse. Tous les soins des buveurs doivent tendre à leur procurer les amusemens les plus agréables, les plus variés, les plus propres à porter dans tous les sens ce calme, cette fraîcheur délicieuse, et dans l'esprit cette gaîté douce, sans laquelle il n'y a point de jours parfaitement heureux. C'est alors qu'il convient d'être toujours *occupé sans avoir rien à faire.*

Il n'est pas moins utile d'imposer silence aux passions fougueuses, qui bouleversent toute l'économie animale, et dont l'explosion entraîne les suites les plus fâcheuses. Nous ne saurions mieux terminer cet article que par le passage suivant d'un de nos poètes les plus aimables :

Nos passions sont nos furies ;
Elles veillent sans cesse, et leurs cris renaissans
Viennent rompre le cours des douces rêveries,
Et l'équilibre de nos sens.
Qui sait les maîtriser est le dieu d'Epidaure.
Oui, la sagesse aimable est sœur de la santé :
Elle seule connaît le secret qu'on ignore
D'assurer l'immortalité.
Qu'un autre exalte le courage
D'Achille mort dans son printemps:
Il faut plus de vertus pour vivre plus long-temps,
Et le Nestor des Grecs fut encor le plus sage.

Source nouvelle ou de Bezelgues.

Pour compléter notre travail, il nous reste à faire mention de la source de Bezelgues, connue seulement depuis 1811. Elle a été analysée par Vauquelin. Le propriétaire s'étant refusé à nous en communiquer les résultats, nous ne dûmes pas en faire mention dans la première édition de ce mémoire.

Cette analyse ayant depuis été rendue publique, nous croyons devoir la rapporter ici telle qu'elle a été consignée dans différens ouvrages.

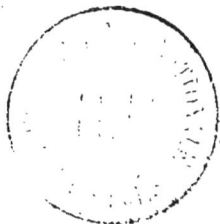

5

Cette source contient, d'après Vauquelin :

1° Sulfate de chaux .... ⎫
2° — de manganèse.... ⎬ quantités indéterminées.
3° — de fer .... ⎬
4° Muriate de magnésie .... ⎭

On peut la boire à la même dose que la source basse.

Des Etuves à vapeurs sulfureuses.

Cransac est environné de petites montagnes volcaniques, d'où, depuis un temps immémorial, on extrait de la houille qui sert pour le chauffage des habitans, et dont une partie est exportée pour les départemens voisins. Mais il ne faut pas prendre de nos petits volcans l'idée que l'on nous donne de ceux qui, allumés par les mains de la nature, tels que le Vésuve ou l'Etna, sont, pour ceux qui les avoisinent, un objet de terreur et d'effroi. Ici tout est calme; point de ces terribles explosions qui trop souvent couvrent les campagnes voisines de l'Etna de laves brûlantes, et y portent en même temps la désolation et l'infertilité.

Les feux volcaniques qui, depuis des siècles, consument nos montagnes houillères, sont tous un produit de l'art, ou plutôt le résultat de l'insouciance et de l'ignorance des pro-

priétaires des mines ; c'est à la mauvaise ha-
bitude où sont les mineurs de laisser dans
les galeries souterraines les détritus de la
houille, toujours plus ou moins humides,
d'où se dégagent des quantités prodigieuses
de gaz hydrogène carboné ; c'est à la dé-
composition des pyrites exposées au contact
de l'air, que sont dûs ces embrasemens
spontanés, dont chaque année nous offre
quelque nouvel exemple.

Lorsque le feu prend à une mine, on
n'a d'autre ressource que d'en fermer l'ouverture ; ses progrès se trouvent ainsi ra-
lentis ; mais, alimenté par l'air contenu dans
ces vastes souterrains, il consume, détruit
insensiblement les colonnes destinées à sou-
tenir les voûtes des galeries, et bientôt des
éboulemens, des crevasses, donnant de nouveaux accès à l'air, établissent des courans
qui vont rallumer ces brasiers encore mal
éteints. Là où le feu est assez rapproché de
la surface, la terre s'ouvre, se gerce, et
de son sein entr'ouvert s'échappent des
tourbillons de flamme, des colonnes de
fumée qui, dans les temps calmes, s'élèvent
à une hauteur prodigieuse, et répandent
dans l'atmosphère une odeur de soufre qui
quelquefois devient sensible pour le voyageur à plusieurs lieues de distance.

Tel est le simple mécanisme au moyen duquel le feu s'entretient et se reproduit sans cesse, depuis des siècles, dans nos montagnes. Chaque jour l'embrasement perd de son étendue et de sa violence ; nul doute qu'il ne s'éteigne pour toujours, lorsque nos mines cesseront d'être exploitées.

Veut-on construire une étuve, tout l'art consiste à choisir un des points de la montagne où le feu soit assez rapproché de la surface pour qu'en creusant à quelques pieds de profondeur un petit conduit, on puisse se procurer un degré suffisant de chaleur, sans qu'aucune gerçure de la terre donne passage à la fumée, ce qui incommoderait les malades. Là, on élève un petit bâtiment, ordinairement de forme carrée, bâti à pierre sèche, recouvert d'un simple toit, et dans l'intérieur duquel on trouve, d'un côté, un lit de repos, et de l'autre la fosse où le malade se place, et où il est situé comme dans la boîte des étuves artificielles.

Cette courte description laisse assez entrevoir ce qui manque à cet établissement. Non-seulement on y désirerait une meilleure construction des murs, un plancher supérieur ; mais encore, ce qui est bien plus important, on voudrait que la boîte fût construite de manière à pouvoir y graduer à volonté la température, et qu'un thermomètre servît à en apprécier les différens degrés. Mais, malgré ces imperfections, que les propriétaires s'empresseraient de faire disparaître si nos étuves, acquérant toute la réputation qu'elles méritent, leur donnaient l'espoir de retirer leurs avances, cet établissement ne laisse pas que de rendre d'importans services à l'humanité. De nombreuses victimes des maladies chroniques viennent annuellement y chercher, les unes une guérison durable, les autres un adoucissement à leurs maux.

L'essentiel est donc d'apprécier avec soin leur mode d'action et de bien déterminer la nature des maladies qui en réclament l'emploi, ce que l'on ne paraît pas avoir fait jusqu'ici; rien du moins, à notre connaissance, n'ayant été publié sur cet établissement, qu'il ne faut pas confondre avec les étuves artificielles à vapeurs sulfureuses. Ici, les malades ne sont pas, comme dans ces dernières, soumis à l'action du gaz acide sulfureux, mais bien plongés, durant un temps plus ou moins long, dans une atmosphère dont la température est assez élevée pour provoquer d'abondantes sueurs, et fortement imprégnée d'émanations sulfureuses.

C'est ordinairement après huit ou dix jours d'usage des Eaux minérales, que l'on entre aux étuves. Quelques médecins prescrivem néanmoins d'alterner l'usage des Eaux avec celui des étuves. Cette méthode, que l'on appelle perturbatrice, n'est pas toujours sans inconvénient, ni même sans danger. Nous avons vu plusieurs fois des gastro-entérites graves, être la suite de cette vive excitation portée alternativement sur la peau et la muqueuse intestinale. Ce n'est que lorsque le rhumatisme est déjà très-ancien, et seulement chez les tempéramens peu irritables, que l'on peut y avoir recours sans danger, et même avec avantage, comme nous l'avons fait plusieurs fois.

Mais quels sont les cas qui réclament l'emploi de nos étuves? quels sont ceux où il convient de s'en abstenir? C'est ce qu'il importe surtout de bien établir.

En résumant les nombreuses observations que nous avons recueillies auprès des malades qui nous ont honoré de leur confiance, ou de ceux qu'ont bien voulu nous adresser plusieurs de nos confrères, il nous a paru que nos étuves étaient éminemment utiles, 1° dans les *rhumatismes chroniques* articulaires ; 2° dans la *goutte* dite *atonique ;* 3° dans les paralysies, la roideur, la contracture des membres, l'engorgement chronique des articulations, suite trop fréquente de ces diverses affections.

Elles nous ont paru généralement produire peu d'effet dans les névralgies, que quelquefois elles ont même aggravées. Elles nous ont cependant réussi dans plusieurs cas de névralgie compliquée avec le rhumatisme. Nous les avons trouvées à-peu-près inutiles dans les paralysies, suite de l'apoplexie ou de tout autre lésion organique du cerveau : leur usage, dans ces cas, presque toujours au-dessus des ressources de la médecine, peut même entraîner les accidens les plus graves, tels qu'une nouvelle attaque, des convulsions, etc., et ce n'est pas sans étonnement que nous les avons vues prescrites par quelques médecins à cette classe de malades.

Ce n'est que lorsqu'il n'y a ni mouvement fébrile, ni phlegmasie chronique des viscères, et après avoir suffisamment combattu la pléthore sanguine, lorsqu'elle existe, qu'on doit avoir recours à nos étuves. On doit en interdire l'usage aux personnes sujettes à l'hémoptysie, ou atteintes d'anciennes lésions du cœur ou des gros vaisseaux, que trop souvent encore l'on confond avec l'*asthme*.

Il n'est pas prudent de les prescrire aux personnes qui ont déjà éprouvé quelques attaques d'apoplexie, ou qui ont des dispositions plus ou moins prononcées à cette maladie. Ils doivent surtout s'en abstenir, quelle

que soit d'ailleurs l'indication, ceux qui éprouvent les symptômes précurseurs du *ramollissement* du cerveau, maladie très-bien décrite
par M. Rostan, et sur laquelle les travaux de
MM. Bouillaud, Lallemand, nos anciens col-
lègues dans les hôpitaux de Paris, laissent peu
de chose à désirer; il y a cependant une va-
riété de cette maladie observée par nous, surtout à l'hospice de la Salpétrière, qui ne paraît
pas s'être offerte à ces observateurs judicieux.
Nous l'avons désignée sous le nom de *ramollissement scorbutique* du cerveau : cette espèce
de ramollissement est plus fréquente que l'on
ne pourrait le croire d'après le silence des
auteurs, surtout chez les vieillards qui habi-
tent les quartiers humides de Paris; elle se
montrait souvent chez les aliénés logés dans
la *cour du bas*, à l'hospice de la Salpétrière;
cette cour, humide, peu aérée, a été com-
blée depuis.

Les étuves à vapeur sulfureuse de Cransac
produisent aussi d'heureux effets dans plusieurs affections cutanées, et on pourrait en
retirer de grands avantages pour le traitement
des affections herpétiques, en les alternant
avec les bains tièdes; nous avons vu des dartres rebelles céder à cette méthode de traitement; mais il faut, avant d'en commencer
l'usage, combattre les symptômes inflamma-

toires qui compliquent si souvent ces maladies.

Nous avons vu à Cransac plusieurs mélancoliques, quelques hypochondriaques retirer
d'heureux effets des Eaux et des étuves ; mais
dans ce cas, l'affection mentale était compliquée avec le rhumatisme.

Les voyages aux Eaux minérales, dans des
pays où les sites sont variés et pittoresques,
sont, comme l'a fort bien dit M. le docteur
Falret, dans son excellent Traité du *Suicide et
de l'Hypochondrie*, si utile à ces malades, que
nous avons toujours été étonné de n'en voir
à Cransac qu'un si petit nombre. Tels sont les
corollaires que nous avons cru pouvoir déduire
de nos observations sur l'emploi des étuves de
Cransac ; ils nous paraissent suffisans pour que
nos confrères puissent, sans crainte d'erreur
grave, en prescrire l'usage à leurs malades.

Cet établissement rend annuellement d'é-
minens services aux victimes si nombreuses
du rhumatisme chronique. Nous voyons tous
les ans un grand nombre de malades entièrement perclus recouvrer le libre usage de
leurs membres, et nous ne doutons pas que,
lorsque nos étuves seront mieux connues, elles
ne soient de plus en plus fréquentées. Elles
ont l'inappréciable avantage de convenir à un
grand nombre de rhumatisans, dont la maladie est souvent aggravée par l'humidité,

c'est-à-dire, par les bains sulfureux, ou de vapeur, dont elles possèdent toute l'efficacité sans en avoir les inconvéniens.

M. Andrieu, pharmacien de Cransac, a le projet de faire construire une chaise à porteur, où les malades seront aussi commodément que parfaitement garantis des intempéries de l'atmosphère.

Nous ne pouvons qu'applaudir à cette heureuse idée, qui facilitera l'accès de nos étuves à une foule de malades qui ne peuvent aller à pied ni monter à cheval.

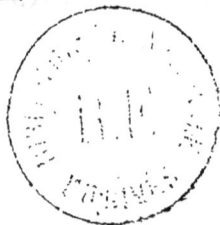

FIN.

TABLE DES MATIÈRES.

FIN DE LA TABLE.

2

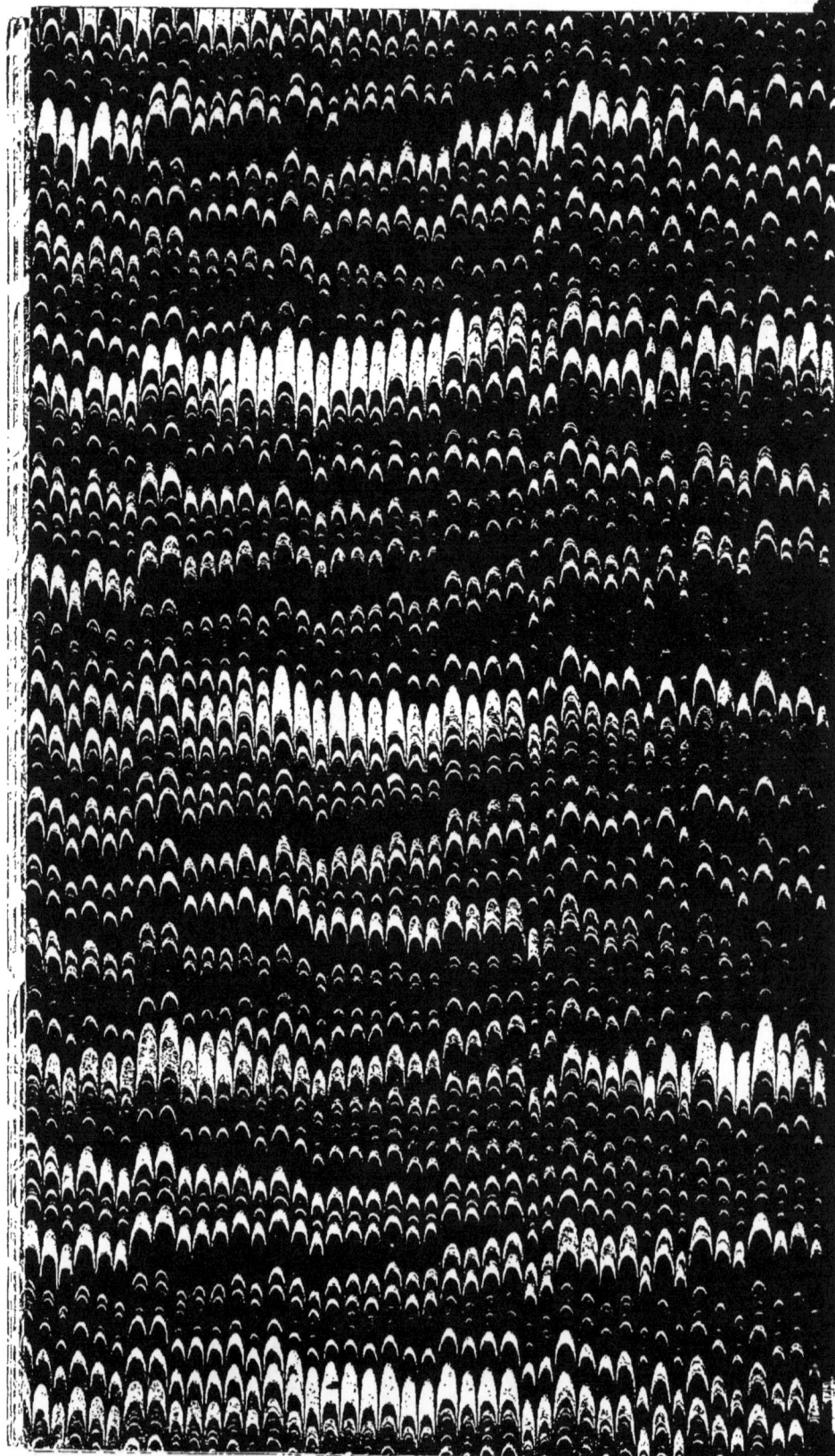

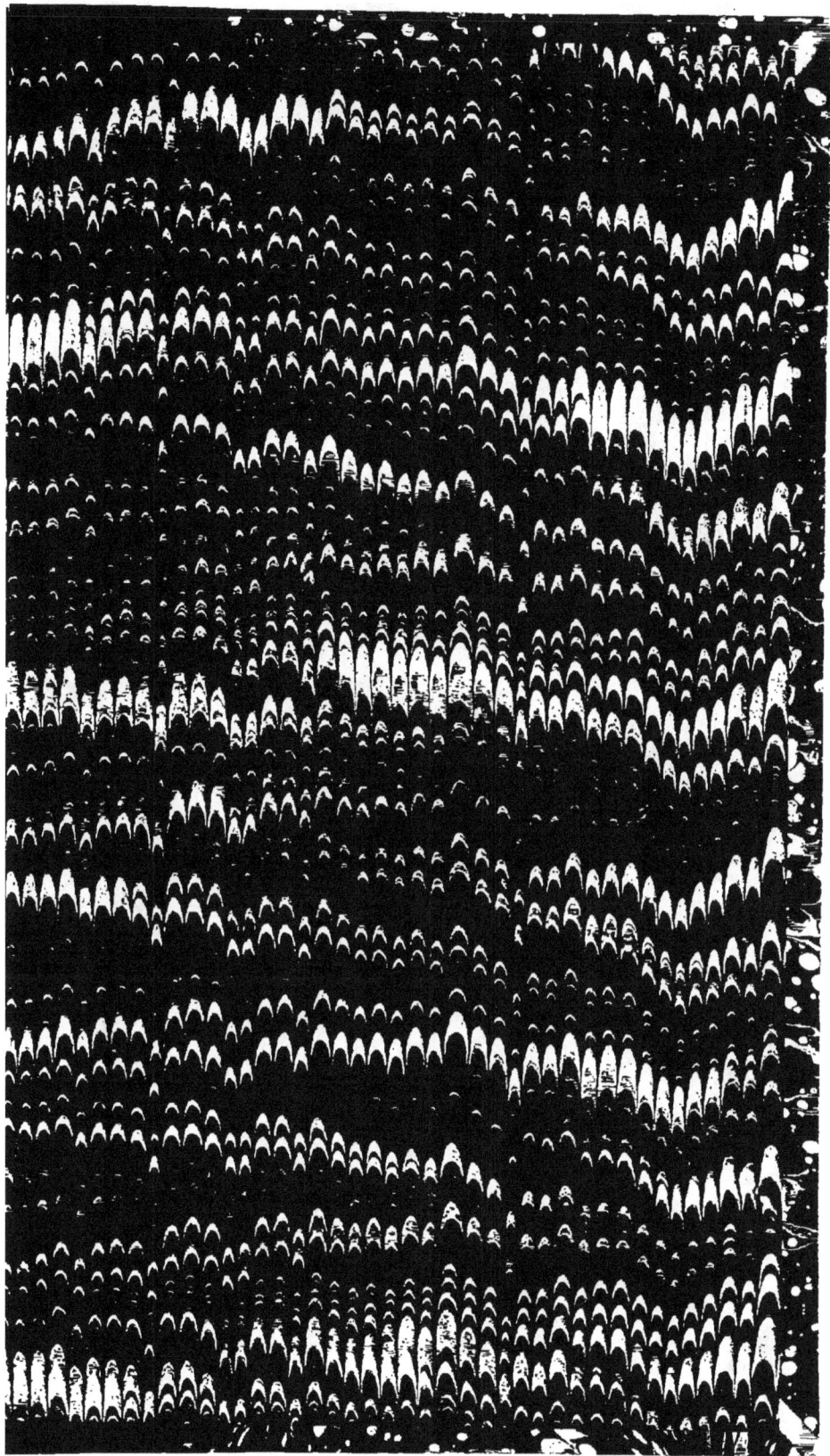

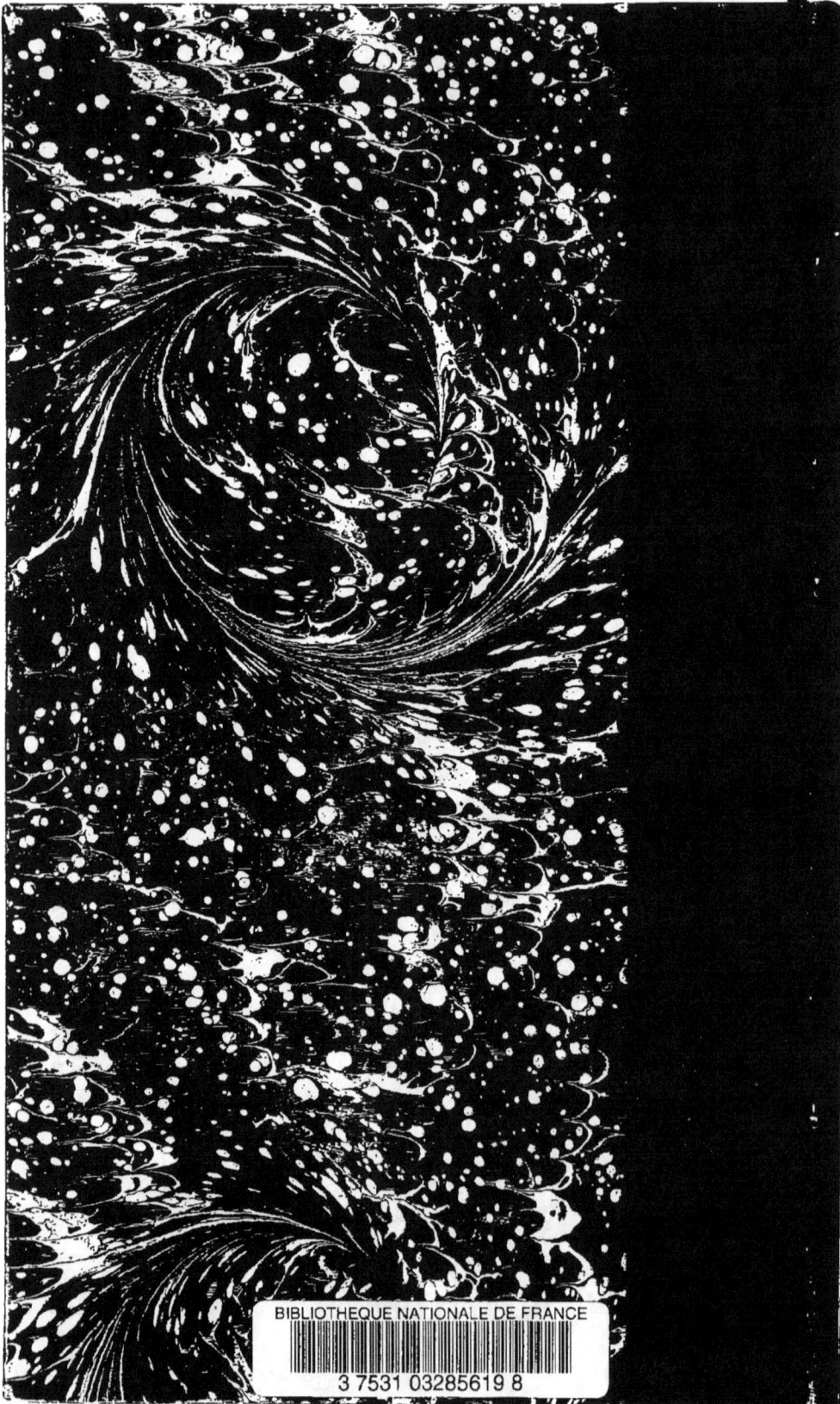